全国高等院校医学整合教材

实验诊断学立体化实验教材：CBL实验教程

SHIYAN ZHENDUANXUE LITIHUA SHIYAN JIAOCAI: CBL SHIYAN JIAOCHENG

郑文芝　主编

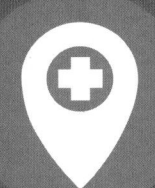

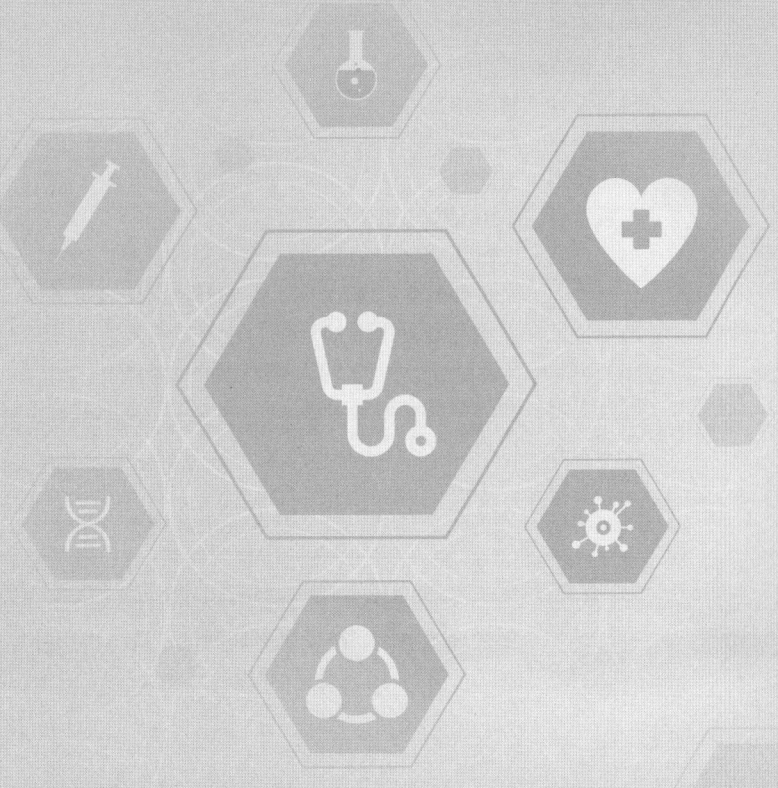

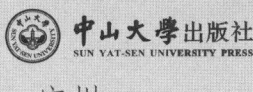

·广州·

版权所有　翻印必究

图书在版编目（CIP）数据

实验诊断学立体化实验教材：CBL实验教程/郑文芝主编. -- 广州：中山大学出版社，2025.7. --（全国高等院校医学整合教材）.
ISBN 978-7-306-08494-1

Ⅰ. R446

中国国家版本馆CIP数据核字第20259PF941号

出 版 人：	王天琪
策划编辑：	吕肖剑
责任编辑：	吕肖剑
封面设计：	林绵华
责任校对：	周明恩
责任技编：	靳晓虹
出版发行：	中山大学出版社
电　　话：	编辑部 020 - 84110283，84113349，84111997，84110779，84110776
	发行部 020 - 84111998，84111981，84111160
地　　址：	广州市新港西路135号
邮　　编：	510275　　传　真：020 - 84036565
网　　址：	http://www.zsup.com.cn　E-mail: zdcbs@mail.sysu.edu.cn
印 刷 者：	广州一龙印刷有限公司
规　　格：	787mm×1092mm　1/16　8印张　210千字
版次印次：	2025年7月第1版　2025年7月第1次印刷
定　　价：	38.00元

如发现本书因印装质量影响阅读，请与出版社发行部联系调换

编 委 会

主　编　郑文芝
副主编　李　岩　董素芳
编　委（以姓氏笔画为序）
　　　　　尹　丽（海南医科大学热带医学院）
　　　　　孙庆惠（海南医科大学热带医学院）
　　　　　李　岩（海南医科大学热带医学院）
　　　　　李　浩（海南医科大学第一附属医院）
　　　　　李永莉（海南医科大学热带医学院）
　　　　　吴　华（海南省人民医院）
　　　　　郑文芝（海南医科大学热带医学院）
　　　　　修　皓（海南医科大学热带医学院）
　　　　　董小莉（海南省人民医院）
　　　　　董素芳（海南医科大学热带医学院）
　　　　　廉　芳（海南医科大学第二附属医院）

Preface 前　言

实验诊断学是基础医学通向临床医学的桥梁学科，是一门研究如何借助临床实验室对人体标本进行检测分析，判断机体的功能状态、病理变化或查找病因，并结合其他临床资料进行整体分析，以完成疾病诊断、病情观察、防治措施制定、预后判断和健康状况评估的学科。

检验医学的迅猛发展，使临床实验室基本实现了检查手段高度自动化、装备集中化、试剂商品化和标本微量化。为适应形势发展的需要，培养高素质的临床医学人才，本书以人民卫生出版社出版的第三版《实验诊断学》（刘成玉、郑文芝主编）和第九版《诊断学》（万学红主编）为参考，结合作者长期的教学和临床检验工作的经验与体会编写，目的在于培养和增强临床医学等专业学生的动手能力及临床思维能力。本书具有以下特点：

（1）实验项目组织简明、实用。鉴于学时有限，本书根据教学大纲要求和课程模块的设计思路，选择有代表性的实验项目，从原理、操作、结果分析、临床应用评价等方面进行系统阐述。

（2）利用CBL形式进行实验项目编写。在每个实验项目之前，设定一个具体的临床案例，提出相关问题供学生思考，增强学生学习的目的性。然后阐述实验原理、操作、结果分析、临床应用评价、初步诊断意见，以及用于诊断或鉴别诊断所需的进一步的检查建议，让学生能客观分析现有的实验项目，做到分析结果有的放矢。

（3）按照立体化教材模式编写。学生可以通过扫描各章后的二维码，进入"实验诊断学案例分析详解"。在该网络教学中，学生可以看到书中全部案例的详细病例资料及所有问题的答案，丰富了教学和自学资源。

限于编者经验有限，本书的编写风格和内容组织或许存在不足之处，恳请广大同学和老师多提宝贵意见，在此深表感谢！

编者

2025 年 6 月

Contents 目 录

第一章 血液学一般检查 ·· 1
    一、临床案例 ·· 1
    二、皮肤采血技术 ·· 1
    三、改良 Neubauer 血细胞计数板的构造 ······························ 5
    四、白细胞计数 ·· 6
    五、血红蛋白测定 ·· 9
    六、红细胞沉降率测定 ·· 13
    七、血细胞比容测定 ·· 17
    八、病例分析思考题 ·· 21

第二章 感染的实验诊断 ·· 23
    一、临床案例 ·· 23
    二、白细胞分类计数 ·· 24
    三、外周血白细胞形态观察 ·· 28
    四、血细胞自动分析仪（电阻抗型） ································ 30
    五、病例分析思考题 ·· 32

第三章 血液病的实验诊断 ·· 34
    一、临床案例 ·· 34
    二、骨髓检查标本制备及检验申请单填写 ···························· 35

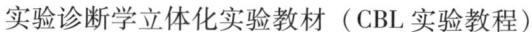

三、骨髓涂片染色 ……………………………………………… 38
四、成人正常骨髓象观察 ………………………………………… 38
五、常见血液病的骨髓象特点 …………………………………… 44
六、病例分析思考题 ……………………………………………… 46

第四章 出血、血栓性疾病的实验诊断 ……………………………… 48
一、临床案例 ……………………………………………………… 48
二、毛细血管抵抗力试验 ………………………………………… 49
三、出血时间测定 ………………………………………………… 49
四、凝血时间测定 ………………………………………………… 50
五、血浆凝血酶原时间测定（仪器法） ………………………… 51
六、血浆凝血酶原时间测定（手工 Quick 一步法） …………… 52
七、活化部分凝血活酶时间测定 ………………………………… 54
八、纤维蛋白原含量测定 ………………………………………… 55
九、D-二聚体检测 ………………………………………………… 57
十、病例分析思考题 ……………………………………………… 58

第五章 体液检测 ……………………………………………………… 60
一、临床案例 ……………………………………………………… 60
二、尿液一般性状检验 …………………………………………… 61
三、尿液化学检验 ………………………………………………… 64
四、尿液有形成分镜检查 ………………………………………… 73
五、尿液干化学分析仪的应用 …………………………………… 82
六、粪便隐血检测 ………………………………………………… 84
七、脑脊液检验 …………………………………………………… 85
八、浆膜腔积液检验 ……………………………………………… 91
九、精液检验 ……………………………………………………… 94
十、病例分析思考题 ……………………………………………… 98

第六章 临床免疫与生化检测 ………………………………………… 100
一、临床案例 ……………………………………………………… 100

二、血糖测定 …………………………………… 101
三、尿液 hCG 检测 ……………………………… 102
四、心肌损伤标志物检测 ………………………… 103
五、甲胎蛋白检测（免疫胶体金法） …………… 107
六、梅毒血清学检查 ……………………………… 109
七、风湿三项检测 ………………………………… 110
八、病例分析思考题 ……………………………… 114

第一章　血液学一般检查

一、临床案例

患者，女，26岁，2年前无明显诱因出现面色苍白，伴头晕、乏力，活动后症状明显。无胸闷、胸痛，无畏寒、发热，无腹痛、腹泻。并于2年前发现皮肤湿疹，进行了不规律皮肤科治疗。近日患者再次出现上述症状，右小腿下段大片暗紫色皮疹，遂来医院门诊就诊。起病以来，患者精神、睡眠、食欲可，大小便正常，体重无明显变化。否认高血压病、糖尿病、冠心病病史；无肝炎、结核等病史；否认药物、食品过敏史；无输血及外伤史。

查体：BP 116/63 mmHg，P 84次/分，律齐，未闻及病理性杂音。浅表淋巴结未触及肿大，双侧肺呼吸音清，未闻及干、湿性啰音。贫血貌。右小腿下段大片暗紫色皮疹，表面有针尖样小脓点，部分破溃、渗液，左小腿及腰部有皮疹遗留瘢痕及色素沉着。腹平软，无压痛、反跳痛，肝脾肋下未触及。肝区及双肾区无叩击痛，双下肢无水肿。

实验室检查结果：RBC 4.74×10^{12}/L，HGB 85 g/L，HCT 28.9%，MCV 61 fL，MCH 17.9 pg，MCHC 294 g/L，RDW-CV 21.1%，WBC 10.12×10^9/L，NE% 69.6%，LYM% 20.6%，MO% 6.9%，EO% 2.5%，BA% 0.4%，PLT 596×10^9/L。

（1）试分析检验结果并作出初步诊断。

（2）为了明确诊断，请提出进一步检查的建议。

（3）还需要做哪些鉴别诊断？请说出依据。

二、皮肤采血技术

【要求】通过实验初步掌握皮肤采血技术。

【应用范围】用血量小于 0.1 mL 的检验项目，如各种血细胞计数、血红蛋白测定等。

【器材、试剂】

（1）一次性无菌采血针。

（2）一次性微量采血管及专用吸头。

（3）75％酒精棉球。

（4）灭菌干棉球。

【操作】

1. 普通采血针采血法

（1）根据实验项目备好所需器材，如载玻片及推片、试管和适量的稀释液等。

（2）手执微量采血管中间段，将带有一条红色或黑色粗标志线的一端，插入专用吸头备用。吸管另一端有两条隔开相等距离的细线，分别为 10 μL 和 20 μL 的刻度线，用于定量吸取血液或其他待检液体。

（3）以酒精棉球消毒受检者无名指掌侧面指端。

（4）待酒精完全挥发、皮肤干燥后，以左手拇指、食指固定受检者已消毒的手指末端关节，使穿刺部位皮肤和皮下组织绷紧；右手持无菌采血针，迅速穿刺指端掌面左侧或右侧，深度 2～3 mm。穿刺点要避开指端正中的针灸穴位（图 1-1）。

（5）擦去第一滴血，以拇、食指在穿刺点周围轻轻挤压，使流出足够的血液，再以备好的一次性微量吸管准确吸取血液至规定刻度，然后用消毒干棉球压迫伤口帮助止血。（微量吸管用法：先用食指堵住吸头顶端的小孔，然后以拇指和中指控制胶头，用来吸入或吹出液体，见图 1-1。）

（6）擦净采血管外壁外所沾的血液以保证血量的准确，并尽快将采血管插入已备好的液体底部，缓慢排出血液；并用上清液冲洗管内余血 3 次，使血液全部转移到液体中，注意不要吹起泡沫。若需要制备血涂片，则将采出的血液滴于载玻片一端，并迅速以推片涂出血膜。（推片方法见第二章中的"白细胞分类计数"。）

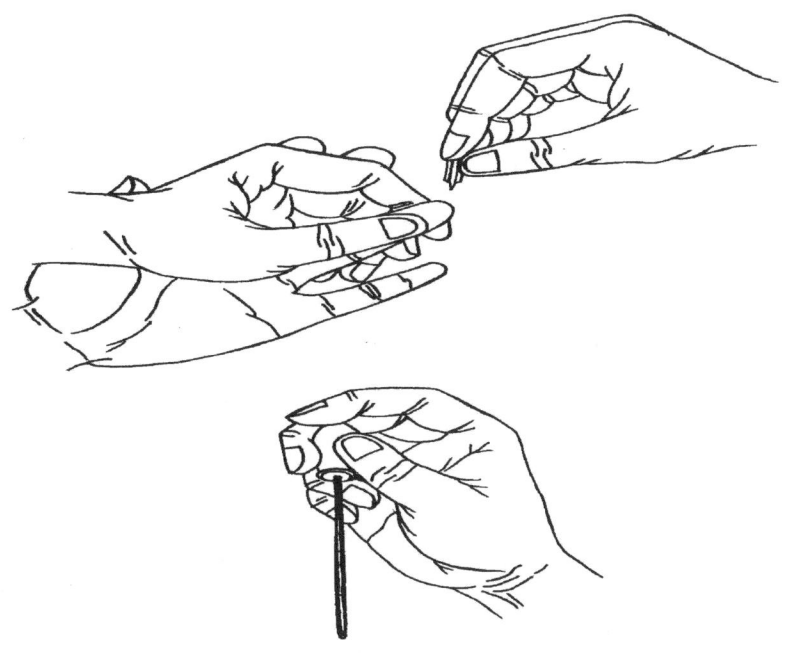

图1-1 指尖采血穿刺部位与方法

【注意事项】

(1) 采血部位的皮肤应完整，无烧伤、冻疮、发绀、水肿或炎症等。

(2) 婴儿可改用大脚趾（蹞趾指腹）或足根部作为穿刺点采集血液（图1-2）。既往成人皮肤采血部位多选用耳垂，但因该部位的血液不能代表全身情况，其测定结果数值偏高，且受气温变化的影响，现已淘汰，不再用作血液细胞学检查标本采集。

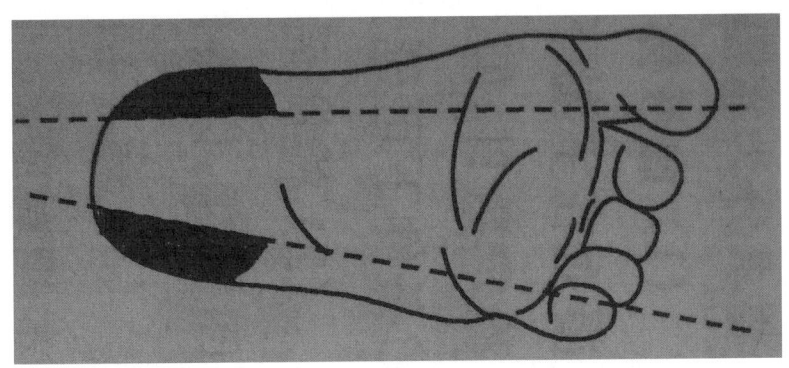

图1-2 婴幼儿足部采血部位（黑色标示部位为采血区）

（3）进出针速度要快，针刺深度应足够（2～3 mm），不可强行挤压伤口采血，以免组织液混入使标本被稀释。

（4）若同时做多项血液学检查，应先采集血小板计数用的标本，然后依次采集红细胞计数、白细胞计数、血红蛋白测定和白细胞分类计数所需标本。

（5）吸出的血液达到规定刻度后，应先松开堵塞吸头小孔的食指，使吸管内外大气压相等，然后再放开拇指和中指，可避免将已吸入管中的一部分血液吸到胶头里。

（6）许多传染性疾病（如肝炎、艾滋病等）可经由采血、输血途径传播。所以，采血时必须做到一人、一针、一管，同时，操作者也应注意防护，以防院内感染。

2. 激光采血器采血法

激光皮肤采血法属于非接触式采血法，多家临床实验室已在使用。

【原理】激光采血器能在极短时间内发出一束特定波长的激光束，在镜头片的配合下，细微激光束接触皮肤后瞬间在采血部位产生高温，使皮肤组织溶解气化，形成0.4～0.8 mm直径微孔，血液自微孔流出，即可采集到末梢血。打孔后的残留物成等离子状态，吸附在镜头片表面。

【器材】激光采血器（含激光控制器、显示屏、激光输出手柄、充电器）（图1-3）、一次性激光防护罩、微量吸血管、消毒用品等。

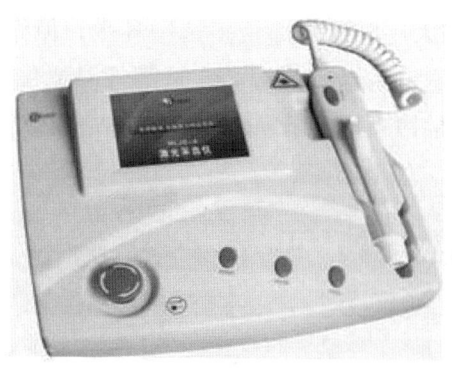

图1-3 激光采血器

【操作】

（1）按摩、消毒采血部位。手指采血，与采血针皮肤采血法相同。

（2）预设激光能量。根据患者皮肤柔韧度选择适宜的激光能量。

（3）发射激光、吸血。安装好激光防护罩，将激光发射口垂直轻压于采血部位，按下"触发"键发射激光，退下防护罩，及时采集流出的血液。

【注意事项】

（1）保证安全。①避开易燃易爆性气体环境以防爆炸。②使用时禁止用肉眼观看激光窗口，或将激光窗口对准采血部位以外的身体其他位置；禁止使用反光镜或其他反光器材观察激光窗口，以免造成视力损害。

（2）正确操作仪器。防护罩不能倾斜或悬空，以免影响血液标本采集效果。

（3）定期清洁保养。激光采血器的透镜是重要的部件之一，在使用一段时间后会有挥发物附着于表面，一般工作50次后需要清洁1次。

三、改良 Neubauer 血细胞计数板的构造

改良 Neubauer 血细胞计数板（以下简称"计数板"）是多种计数板中最常用的一种，可以用来计数血液和体液中的细胞。

计数板由一长方形厚玻璃制成，需要配备特制的长方形玻璃盖片。计数板正中 1/3 部分刻制了与短边平行的 4 条深槽，左边两个槽之间及右边两个槽之间各有一用作放置盖玻片的支柱。4 条深槽的中间两槽之间是一较宽的平坦区，该区有一与长边平行的短深槽，将平坦区均分为相等的两部分，即为前、后两个计数室。平坦区比支柱低 0.1 mm。在支柱上推加盖片后，则盖片与平坦区之间形成 0.1 mm 的缝隙。若在缝隙间充入细胞悬液，液层的厚度即为 0.1 mm。计数板虽有多种类型，但这一构造是一致的（图 1-4）。在两个计数室的中央部分各刻有一边长 3 mm 的正方形，此正方形又被均分为 9 个正方形大方格，每个大方格的边长各 1 mm，面积为 1 mm^2。这样，充液后每个大方格范围内液体的容积即为 1 mm^2 × 0.1 mm = 0.1 mm^3，也就是 0.1 μL。计数室四角的大方格各以单线划分为 16 个中方格，供计数白细胞之用。计数室正中央的一个大方格，用双线划分为 25 个中方格，每个中方格又以单线划分为 16 个小方格；其中四角和中心的 5 个中方格为红细胞和血小板的计数区域（图 1-4）。

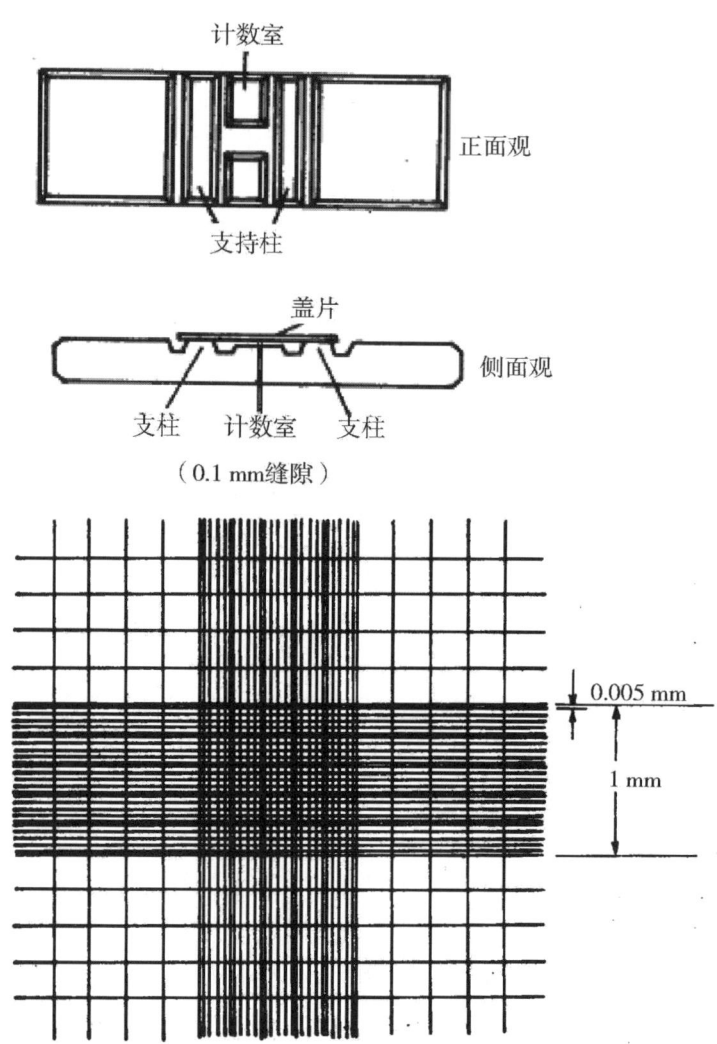

图1-4 血细胞计数板的构造与计数室划线

四、白细胞计数

【要求】掌握外周血白细胞的目视计数方法。记住血液白细胞计数（white blood cell count，WBC）参考区间。

【原理】血液经稀醋酸定量稀释后，无核红细胞被溶解。将红细胞已被破坏、只保留白细胞的悬液混匀充入计数室，计数在规定范围内的白细胞，即可换算出每升血液中的白细胞数。

【器材】

（1）改良 Neubauer 血细胞计数板及专用盖片。

（2）洁净软绸布或优质卫生纸。

（3）毛细血管采血用器材和消毒剂。

（4）光学显微镜。

（5）1 mL 刻度吸管。

（6）70 mm×12 mm 试管。

【试剂】

（1）白细胞稀释液。

（2）冰醋酸 2 mL，0.175 mmol/L 结晶紫 5 滴，蒸馏水加至 100 mL。密封、室温保存。

【操作】

（1）以刻度吸管准确吸取 0.38 mL 白细胞稀释液于小试管内。

（2）皮肤采血 20 μL 加于上述稀释液底部，反复吸取上部稀释液将微量吸管内壁残余血液洗出，混匀、静置，待其溶血。

（3）用洁净软绸布或优质卫生纸蘸少量蒸馏水轻轻擦净计数板的计数室、支柱及专用盖片。以盖片长边与计数板短边平行将盖片推加于两支柱上，使盖片平均覆盖两个计数室。

（4）将红细胞完全破坏后的悬液（液体变为较澄清的棕褐色）轻轻震荡混匀 2 min，立即以一次性微量吸管吸取约 15 μL，选择一侧计数室，将吸管末端对准盖片与计数板交界处的缝隙，匀速吹出悬液，液体便因虹吸作用而自动充入计数室内，待细胞血液分布与计数室游离的 3 条边缘重合，立即移开吸管停止充池。充液后计数室内不能含有气泡，液量以恰好充满又不外溢为度。静止 2～3 min，使细胞沉于计数室底面。

（5）将计数板水平、缓慢移放于显微镜载物台上。适当关小光圈使光线不要太强，在低倍镜（10 倍物镜）下找到计数方格并观察计数区内细胞分布是否均匀。若符合要求，则计数四角 4 个大方格内的白细胞总数。对于压线细胞，计数时应遵循"取两邻边，舍两邻边"的原则，如"计上不计下，计左不计右"。对计数区域中的细胞，计数时要按照弓形曲线顺序进行，不要漏数或重复计数（图 1-5）。

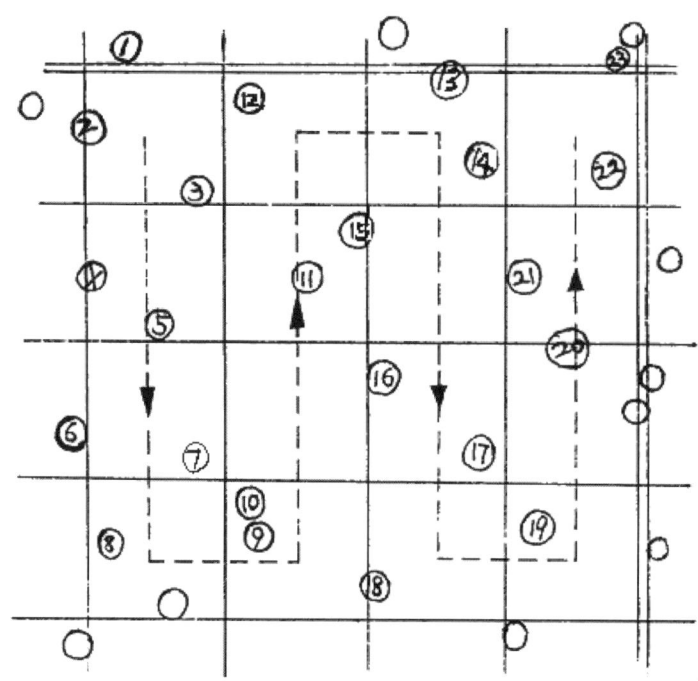

图 1-5 压线细胞的计数规则

注：图中标有数字的圆圈代表应该计数的白细胞，未标数字的细胞不应计数在内。

（6）计数完毕，要及时用流水冲洗并以绸布清洁计数板及盖片，妥善保存。否则待细胞悬液干涸于计数室后不易清洁，强行擦拭容易损伤计数室划线。

【计算】

$$WBC（L）=\frac{四大格细胞数}{4}\times 10\times 20\times 10^6 = 四大格细胞数 \times 50 \times 10^6 = 四大格细胞数 \div 20 \times 10^9$$

式中：①÷4 是求得 1 mm^2 面积内（即 0.1 μL 容积悬液中）的平均细胞数；②×10 是求得 1 μL 细胞悬液内的细胞数；③×20 是还原为不稀释的血液每微升应有的细胞数；④×10^6 是将/μL 血液换算成 1 L 血液内的 WBC。

【注意事项】

（1）稀释液要密封保存，防止醋酸挥发或被霉菌、尘埃等污染，以免后续与 WBC 混淆，造成计数误差。

(2) 采血要顺利,用力挤压容易导致计数值偏高。

(3) 充池应一次完成,如液量过少、过多,有气泡或计数室内细胞分布不均,都应拭净计数板及盖片后重新操作。

(4) 平放计数板,不能在充池后移动盖片。

(5) 细胞悬液中的细胞应均匀分布于计数室内。一般情况下,WBC 数在正常范围时,各大方格间的细胞数不得相差 10 个以上,否则应重新操作。

(6) WBC $<2.0\times10^9$/L 者,应计数双侧两个计数室白细胞计数区域内的细胞,或以 40 μL 血液做 1∶10 稀释,将所计得的细胞数除以 2 即可。WBC 数太高者,可扩大血液的稀释倍数,同理按稀释倍数换算出结果。

(7) 白细胞稀释液不能溶解有核红细胞,如血液涂片做 WBC 分类计数时发现有核红细胞较多,则应进行修正。校正公式为:

$$校正后的白细胞数(L) = \frac{100}{100 + 有核红细胞数} \times 校正前白细胞数$$

式中有核红细胞数是指分类 100 个白细胞所见红细胞数。

例如:WBC 计数为 11.0×10^9/L,分类 100 个 WBC 见到 10 个有核红细胞,则 WBC 计数结果中有核 RBC 所占比例为 10/(100+10),即 1/11;由此计算出 WBC 实际数目为 $11.0\times10^9\times(1-1/11)=10.0\times10^9$/L。

【白细胞计数参考区间】

成人:$(4.0\sim10.0)\times10^9$/L;6 个月~2 岁:$(11.0\sim12.0)\times10^9$/L;新生儿:$(15.0\sim20.0)\times10^9$/L。

五、血红蛋白测定

【要求】通过学习进一步熟悉毛细血管采血技术,掌握氰化高铁血红蛋白(hemiglobincyanide,HiCN)法测定血红蛋白(hemoglobin,Hb)的实验原理和操作方法,记住血红蛋白浓度参考区间。

【原理】血液经氰化高铁血红蛋白转化液稀释,红细胞被破坏,释放出 Hb,除硫化血红蛋白外,各种 Hb 皆可被高铁氰化钾氧化成高铁血红蛋白(methemoglobin,Hi)。Hi 与 CN^- 结合成稳定的棕红色氰化高铁血红蛋白(HiCN)。HiCN 于 540 nm 波长处有最大吸收峰,在此波长下进行比色测定,即可求得 Hb 浓度。

【器材】

(1) 毛细血管采血用器材和消毒剂。

(2) 100 mm×13 mm 试管。

(3) 5 mL 移液管或刻度吸管。

(4) 分光光度计。

(5) 玻璃纸。

【试剂】

(1) 4 种不同浓度 HiCN 参考品(市售),相当于 Hb 的浓度分别为 50 g/L、100 g/L、150 g/L、200 g/L。将其分别置于 4 ℃环境中保存,使用前平衡至室温。

(2) HiCN 转化液(改良 VanKampen-Zijlstra)配制如下:

氰化钾(KCN)50 mg,高铁氰化钾 $K_3Fe(CN)_6$ 200 mg,磷酸二氢钾(KH_2PO_4)140 mg,TritonX-100 1.1 mL,蒸馏水加至 1 L。以棕色玻璃试剂瓶避光保存。

【操作】

(1) HiCN 法血红蛋白测定标准曲线(或工作曲线)制作及分光光度计校正系数(K 值)的计算。

将分光光度计波长调至 540 nm,以转化液或蒸馏水为空白,测定各浓度 HiCN 参考品的吸光度值;每个浓度测定 3 次,取均值。根据吸光度均值和各标准品中 Hb 的浓度(g/L)制作标准曲线,也可按下列公式计算出本台仪器的 K 值。

$$K = \frac{\sum Hb}{\sum A} = \frac{50 + 100 + 150 + 200}{A1 + A2 + A3 + A4}$$

(2) 用移液管吸取 HiCN 转化液 5 mL 加入试管内。

(3) 毛细血管采血 20 μL,加入 HiCN 转化液中,以玻璃纸封闭试管口,颠倒混匀;室温放置 5 min,使 Hb 全部转化为 HiCN。

(4) 提前启动分光光度计并预热 30 min 后,使用 540 nm 波长,以 HiCN 转化液或蒸馏水为空白,调零点后,测定试液的吸光度(A)。

【计算】

Hb（g/L） = A × K

【注意事项】

（1）HiCN 转化液应呈淡黄色、透明，以蒸馏水为空白在波长 540 nm 测定其吸光度应小于 0.001。于棕色玻璃瓶中室温保存，至少半年内不变质。但不可用塑料瓶贮存，因其可使 KCN 分解而失去 CN^-。变浊、变绿的溶液不能继续使用。转化液贮存于 4 ℃ 冰箱可延长有效期，但不可冻结，因冻结可使氰化物还原，溶液褪色。

（2）当血液中丙种球蛋白异常，白细胞异常增多，含有 HbS 或患 HbC 等疾病时，可出现试液混浊。处理方法是改用增加 NaCl 的试剂（按 NaCl 15～50 g/L 的比例增加）重做。但标本中有核红细胞浓度太高时，即使用上述方法也不能消除混浊，可用离心沉淀后的上清液比色。

（3）HiCN 转化液试剂含 KCN（剧毒），严禁用嘴吸取转化液。废液不得任意倾倒，以防造成环境公害。切不可让废液与酸接触，否则会生成 HCN 气体（KCN + HCl→HCN↑ + KCl）被人吸入而中毒。废液应做无毒化处理，方法是：废液加等量常水混合后，按每升加入 35 mL 安替福民液（NaClO，上海试剂二厂产品），混匀，敞盖放置 15 h 后，CN^- 则被 NaClO 氧化成 N_2 和 CO_2，或水解为 CO_3^{2-} 和 NH_4^+ 而去毒。

【血红蛋白浓度参考区间】

成人：男性　120～160 g/L；女性　110～150 g/L；新生儿　170～200 g/L。

附1：分光光度计使用方法

（1）接通电源，预热 30 min。仪器接通电源后，即进入自检状态。

（2）在主菜单选择光度测量。

（3）进入光度模式后，按"波长"键，将波长调整到 500 nm 按"确定"回到光度模式。

（4）按"100%"键调整当前 100% T，按"0%"键调整当前零位。

（5）打开样品室盖，将空白试剂和待测样本按照顺序放置，关闭样品室盖。

（6）按"模式"切换键，使"透射比"功能指示灯亮。

（7）轻轻拉动比色盒滑杆，使其他比色杯依次处于光路上，同时读取对应样品的吸光度值（A），小数点后要保留3位小数，最后一位为估计数字。

（8）每一组比色完毕，打开比色箱盖，将标本比色杯内的液体倒入废液缸，更换新的标本液，以空白转化液重新调零后继续测定。

（9）注意分光光度计接通电源而又处于非比色状态时，要打开比色箱盖，使光路阻断，以保护光电管。仪器使用完毕应及时关闭电源，比色杯以蒸馏水冲洗后晾干。

附2：异常红细胞形态观察要点

取待检标本制作血涂片，经瑞特或瑞特－姬木萨染色后，在油镜下观察。重点观察红细胞形态，包括大小、形状、染色情况、细胞内结构以及细胞排列情况。

（1）低色素性小红细胞：红细胞直径 <6 μm，中心淡染区扩大（>细胞直径的1/3），有些甚至呈环状，多见于典型的缺铁性贫血。

（2）高色素性红细胞：红细胞中心淡染区消失，有时细胞体积也可增大，多见于巨幼细胞贫血。

（3）嗜多色性红细胞：红细胞全部或局部染为蓝色、灰蓝色、紫蓝色或灰红色，体积较正常红细胞略大，是一种刚脱核而未完全成熟的红细胞，以溶血性贫血时最为多见。

（4）球形红细胞：为直径 <6 μm，中央淡染区消失，着色较深的圆球形红细胞，主要见于遗传性球形红细胞增多症，超过25%。

（5）椭圆形红细胞：红细胞呈椭圆形、杆形或卵圆形，两端钝圆，长轴增大，短轴缩短。长度可大于宽度 3～4 倍，最大长径可达 12.5 μm，横径可为 2.5 μm。遗传性椭圆形红细胞增多症时常超过25%，甚至高达75%。

（6）口形红细胞：红细胞中心苍白区呈扁平状，形似张开的嘴巴或鱼口。遗传性口形红细胞增多症时口形红细胞增多，常大于10%。

（7）靶形红细胞：细胞中央淡染区扩大，中心部位又有部分色素存留而深染，状似射击之靶标；有的中心深染区未与边缘的血红蛋白带完全分离，形似延伸出的半岛。见于珠蛋白合成障碍性贫血、缺铁性贫血等。

（8）嗜碱性点彩红细胞：在瑞特染色条件下，胞质内含有散在的、大小不一、数量不等的蓝色或深蓝色嗜碱性颗粒的红细胞，多见于铅中毒。

(9) Howell-Jolly 小体：为紫红色圆形小体，直径 1~2 μm，位于成熟或幼稚红细胞的胞质中，可为 1 个或多个，常见于巨幼细胞贫血等。

(10) Cabot 环：为一种紫红色细线围成的圆圈状、8 字形或近似于圆的环状结构；位于成熟或幼稚红细胞的胞质中，可为 1 个或多个，常伴随嗜碱性点彩颗粒或紫红色的嗜苯胺蓝颗粒同时出现；有时，可观察到环由紫红色小粒连缀而成的现象。

(11) 有核红细胞：即各阶段的幼稚红细胞。

六、红细胞沉降率测定

【要求】掌握魏氏（Westergren）法红细胞沉降率（简称"血沉"）的测定原理、方法和临床意义，了解其注意事项，记住红细胞沉降率的参考区间。

【原理】将一定量的枸橼酸钠抗凝全血灌注于特制的血沉管中，将其直立于血沉架上，静置 1 h 后读取红细胞下沉后所暴露出血浆段的高度即为血沉值。正常情况下，红细胞表面的唾液酸带负电荷，红细胞彼此排斥，使之保持 25 nm 距离。因红细胞比重大于血浆，终将受地心引力而下沉。红细胞下沉分为三个阶段：①红细胞缗钱样聚集期：红细胞的"盘状平面"彼此贴合而形成红细胞缗钱串，两个红细胞贴合即消除两个"盘状平面"，在此基础上每增加一个贴合的红细胞，即多消除两个"盘状平面"；该过程约需 10 min。②红细胞快速沉降期，该过程约 40 min。③细胞堆积期，此期红细胞缓慢下降，紧密堆积于容器底部。

【器材】

(1) Westergren 血沉管：为厚壁玻璃管，标准管长 300 mm ± 1.5 mm，外径 5.5 mm ± 0.5 mm，内径 2.55 mm ± 0.15 mm，内径均匀，误差小于 0.05 mm。自下而上在 200 mm ± 0.35 mm 内画刻线。最小分度为 1 mm（最大误差小于 0.2 mm）。共有 196 条刻线，最下边的 4 mm 内不做刻线。自上边的"0"刻线（含此线）起，每逢 10（10、20、30、…、190）为长刻线，每逢 5（5、15、25、…、195）为中长刻线，余为短刻线。每间隔一条长线标出 2，4，6，…，18，代表厘米数，再往下不做标记。

(2) Westergren 血沉架。

（3）试管及试管架。

（4）刻度吸管。

（5）一次性真空采血器。真空采血器由真空采血管、双向采血针（包括直针和头皮采血针）、持针器三个部分组成。直针和头皮采血针之间以乳胶软管或树脂硬管相连。头皮针一端为采血端，带有可移除的保护封套，使用时可取下封套，随后将针头刺入血管。直针端为放血端，覆盖密封的乳胶外套，可连同胶帽刺透真空采血管的胶塞，真空管的负压将血液引流管至管内，针头拔出后，乳胶封套可借助自身弹性将针头孔再次密封。

（6）真空采血管。真空采血管是采血器的主要组成部分，主要用于血液的采集和保存，在生产过程上预置了一定量的负压，当采血针穿刺进入血管后，由于采血管内的负压作用，血液自动流入采血管内，管外壁有血容量刻度标识；同时采血管内预置了各种添加剂（也有特定颜色标识），完全能够满足临床的多项综合血液检测，安全、封闭、转运方便。本实验所用真空采血管为黑色头盖，含 109 mmol/L 枸橼酸钠溶液 0.4 mL，准确标记 2.0 mL 刻度标识。

（7）橡胶吸球。

（8）皮肤消毒用碘酒、酒精或碘伏。

（9）静脉采血用压脉带或止血带。

【试剂】

109 mmol/L 枸橼酸钠溶液。

枸橼酸钠（$C_6H_5O_7Na_3 \cdot 2H_2O$）3.2 g，溶于蒸馏水并加至 100.0 mL，以 0.22 μm 滤膜过滤于无菌容器，4 ℃保存，使用前置室温复温后使用。如显混浊，不可再用。现已有商品真空采血管供应，内含 109 mmol/L 枸橼酸钠溶液 0.4 mL 的真空试管，带黑色头盖及文字标签。

【操作】

封闭式静脉采血法。

封闭式采血法又称负压采血法或真空采血法，已被临床广泛应用。

血管被刺破后，血液经过预先设置的特定负压吸引，经特制导管直接流入负压试管（或称真空管），整个过程都在密闭条件下进行。

（1）静脉穿刺前准备。

①确保穿刺用托盘准备好，内容包括所有采血用具（手套、止血带、

第一章 血液学一般检查

真空采血管、消毒液、棉签等）。

②所有的样本管编号贴上标签。

③请待检者准备。接受血液检验者一般要求采血前禁食 8～12 h，采血前一天避免吃高脂肪、高蛋白类食物，避免饮酒。

④查看检验单，查对检验单上受检者姓名、性别、年龄等项目与受检者本人是否吻合，耐心检查需要空腹血检验的项目，询问受检者是否遵照医嘱；需要增添项目时先与出具检验申请单的医生联系。

⑤洗手，戴上手套，并注意常规防护。

⑥选择受试者的穿刺部位并扎止血带：成人多选用前臂肘窝处正中静脉穿刺，在肘窝以上 5～8 cm 处，扎紧止血带，但不能太紧以免受试者产生不适感，止血带的捆扎时间不应超过 1 min。

⑦嘱受试者握紧拳头，选择合适的血管：当轻压或轻拍时能感觉其回弹的静脉即为合适血管。最常用的选择部位是血管丰富并且血管贴近皮肤表层的肘前区域。

⑧消毒：以穿刺点为圆心，用蘸有碘酒的棉签由内到外螺旋形涂抹，然后用 75% 酒精棉签脱碘，消毒范围为直径 8～10 cm，注意消毒过的地方不能重复涂抹，在涂抹的过程中棉签必须也要同时旋转。如果手臂皮肤不够干净，则需重新擦拭。

⑨等穿刺部位干燥。

⑩皮肤消毒后不要再触摸穿刺部位。

（2）静脉穿刺。去除外包装，将采血针针头斜面朝上，使针与手臂成约 15° 角，使其方向与血管走行一致，迅速地刺穿已选定的静脉。若观察到回血现象，说明针已经准确地刺入血管，嘱受试者松开拳头。固定采血针确保针头不移动，或将针头沿血管方向略向前延伸少许后固定。

（3）连接真空管引流血液。见到穿刺针头后有回血时，将放血端针头直接刺入真空采血管，让血液自行流入试管中。若试管内含有添加剂，则边引流，边弹动试管，混匀血标本，同时解除压脉带，观察受检者反应。

（4）移除采血器。待采血量满足要求后，先嘱受检者松开拳头，以无菌棉棒压住穿刺处，拔下针头并及时混匀血液。如需进行多项检查，可更换真空管连续采血。通常采取"血培养管→抗凝管→干燥试管或非抗凝管→枸橼酸钠（血凝）→肝素或 EDTA 管→草酸钾→氟化钠→枸橼酸

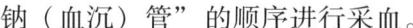

钠（血沉）管"的顺序进行采血。

（5）请受检者自行轻压棉签 3～5 min。手臂需举至高于心脏水平位置以控制血流。（如有出血倾向患者如过敏性紫癜、ITP、白血病等要压迫 5～10 min，直到无血渗出）。同时告知病人拿取报告的时间。

（6）将真空管颠倒混匀 5～10 次，切勿用力振摇。

（7）异常状况处理：当受试者出现异常，如出汗、面色苍白或晕倒时，立即拔针并急救；如在临床采血失败，需耐心解释取得病人谅解，再次进行操作。采样尽量在 1 min 内完成。

（8）迅速把针头放入利器专用容器，针管放入医疗垃圾袋中。将采血管与相应的检验单核对好，编号，分类，尽快送检或实验室备用。

（9）将 Westergren 血沉架放置在水平台面，检查固定血沉管的两端连线是否与平面垂直，如不垂直应进行调整。

（10）将抗凝血吸入血沉管至"0"刻线处，拭去血沉管外侧余血，直立于血沉架，于 18～25 ℃ 环境下静置。

（11）准确计时，于 1 h 末，将视线水平对准血浆与红细胞分界线的凹液面底缘，读取血浆段对应刻线的毫米数。

【注意事项】

1. 关于静脉采血

（1）严禁在输液、输血的针头或皮管内抽取血标本。

（2）止血带压迫时间应小于 1 min。长时间使用止血带，将使静脉血流受阻，毛细血管内压上升，发生组织液与血管内液的交换，小分子物质容易经血管壁渗出，逸入组织液中。压迫时间越长，局部组织发生缺氧而引起血液内成分的改变越明显。

（3）尽量避免穿刺部位形成皮肤瘀斑甚至皮下血肿。长期压迫止血带、反复调整进针角度均易发生皮肤淤青，甚至刺穿血管形成皮下血肿，反复用力揉压穿刺伤口也易发生瘀斑及血肿。因此采血时要求技术熟练，一针见血；采血完毕嘱受检者避免用消毒棉签反复揉压，也不宜弯曲前臂。

（4）防止发生气体栓塞。采血过程中针栓只能外抽，不能内推。

（5）保证真空采血管的质量。购买质量可信的产品并在有效期内使用，防止添加剂失效或负压消失。

2. 关于血沉测定

（1）Westergren 血沉管必须标准，内径大血沉加快，内径小血沉减慢。

（2）Westergren 血沉管必须干燥洁净，以防溶血；若管内贴附有脂类、蛋白质等物质，会使血沉减慢。

（3）装填血沉管时避免产生气泡。

（4）采血量必须准确，对准采血管 2 mL 刻度，以确保抗凝剂与血液的比例为 1∶4，充分混匀。浓度过高会使血沉减慢，用量过大会使血沉加快。

（5）Westergren 血沉管架应置平稳防震的平台上，无直射光。其垂直度误差在 1°内；血沉管放置也应保持垂直。经实验证明，倾斜 3°血沉会加快 30%。

（6）将实验温度控制在 18～25 ℃。温度过高会降低血液黏度，血沉加快；温度过低则血沉减慢。可查阅"血沉温差校正表"进行校正。

（7）防止血液外溢和气溶胶形成。

（8）应在采血后 3 h 内完成检验，久置会使血沉测定结果不准确。

（9）必须在 1 h 时观察结果。不允许采用 30 min 时的结果乘以 2 作为 1 h 的血沉测定值。

【红细胞沉降率参考区间】

男性：<15 mm/h；女性：<20 mm/h。

七、血细胞比容测定

【要求】了解血细胞比容测定的原理和方法，掌握参考值。

【原理】血细胞比容（Hematocrit，HCT）旧称为红细胞比积（或压积）（packed cell volume，PCV），是以不改变红细胞体积的抗凝剂制备抗凝血液，在 Wintrobe 管或特制的毛细管中，以一定的相对离心力（relative centrifugal force，RCF）和离心时间、离心沉淀使红细胞压实，可测定出红细胞与全血的比积关系。

HCT 测定方法有离心沉淀法（包括常量法和微量法）和血液分析仪法。其中微量离心法相对离心力大，红细胞间残留的血浆量较低，标本用量少，被 WHO 推荐为首选常规方法。

1. Wintrobe 法

【器材】

(1) Wintrobe 管及配套小橡胶塞：Wintrobe 管为特制平底厚壁玻璃管，管长 110 mm，管内径 3 mm，管壁的厚薄、管腔内径的大小均匀一致，容量约 1 mL。管的内壁底面平坦，外壁底部钝圆，与管内壁底部平坦面相水平的外壁无刻线，即为"0"刻线处。自此向上垂直的刻有间隔为 1 mm 的 100 条横线，由每逢 5（5，15，25，…，105）标为次长线，每逢 10（10，20，30，…，100）标为长线。在刻线的右侧自下而上每逢长线依次标出 1 ~ 10，作为读取红细胞比积之用；在刻线的左侧自上而下，每逢长线依次标上 0 ~ 9，与右侧对应的无刻线与数字的部位为"10"，该侧数字作为读取红细胞沉降率之用。

(2) 细长毛细滴管或 2.0 mL 注射器（附有腰穿针头）。毛细滴管由毛细部分、壶腹部分和橡胶帽组成。毛细部分外径小于 2 mm，长约 120 mm，壶腹部分备有与橡胶帽吻合的接口，总容量约 2.0 mL。

(3) 2.0 ~ 5.0 mL 一次性注射器或紫色头盖（含 EDTA – Na_2 或 EDTA – K_2 抗凝剂）的真空采血管及采血器、静脉采血用压脉带及消毒用品。

(4) 13 mm × 100 mm 试管或清洁干燥的青霉素或链霉素小瓶。

(5) 1.0 mL 刻度吸管和橡胶吸球。

(6) 水平离心机。要求 RCF > 2264 g。

【试剂】

(1) 40.3 mmol/L 乙二胺四乙酸二钠（EDTA – Na_2，MW372.24），或乙二胺四乙酸二钾（EDTA – K_2，MW404.45）。取 EDTA – Na_2 15.0g 或 EDTA – K_2 16.3g，以蒸馏水溶解并加至 1.0 L。

(2) 1.5×10^5 IU/L 肝素钠（heparin Na salt，MW34 000 – 37 000）。

(3) 抗凝管（或瓶）的制备：以 1.0 mL 刻度吸管吸取配好的抗凝剂，加于试管或青霉素小瓶内，每管（或瓶）0.2 mL，轻轻摇动，使管或瓶壁附着抗凝剂，置 80.0 以下烘干备用；若所用抗凝剂为肝素钠溶液，用量同上，但应在 50.0 以下烘干，高温可使肝素失活。如上制备的抗凝管（或瓶），每个可装抗凝血液 2.0 mL。

目前已采用真空抗凝管，内含乙二胺四乙酸二钠（EDTA – Na_2，MW372.24），或乙二胺四乙酸二钾（EDTA – K_2，MW404.45）抗凝剂，配紫色头盖及标签，准确标识 2.0 mL 刻度。与血常规检验采用同一血标本及抗凝比例。

【操作】

（1）参照"红细胞沉降率"实验真空采血程序，取静脉血液 2.0 mL，立即加入抗凝管并充分混合，以达抗凝效果。操作手法要轻，不可产生气泡。

（2）以细长毛细滴管或附有腰穿针头的 2.0 mL 注射器，吸取混匀的抗凝血，将毛细滴管或针头伸入 Wintrobe 管底部，缓缓注入血液。边加血边往上提滴管或注射器，直至血液的液平面与刻度线 10 平行为止。加血过程切忌产生气泡。装妥血液后及时加盖小橡皮胶塞，以免液体蒸发而影响结果。

（3）置水平式离心机中，以相对离心力（RCF）2264 g 离心 30 min。取出 Wintrobe 管，可见血液被分离成五个层次，自上至下为：淡黄色——血浆层、乳白色——血小板层、灰红色——有核细胞层（含白细胞及有核红细胞）、暗红色—含二氧化碳血红蛋白的红细胞层、最底层为鲜红色——含氧合血红蛋白的红细胞层。暗红色红细胞层所对应刻度线的毫米数 ×0.01，为每升血液中红细胞所占体积，即 HCT（图 1-6）。

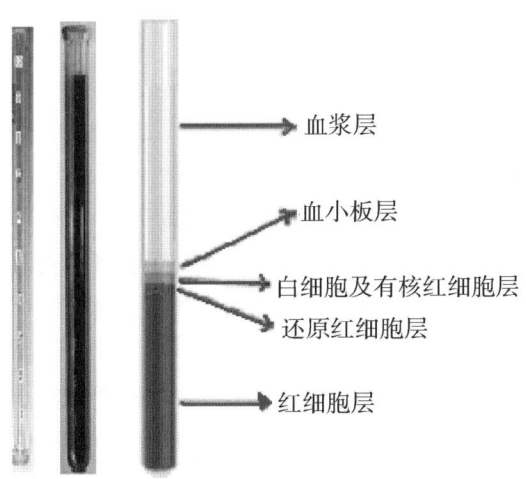

图 1-6　Wintrobe 管外观与离心后血液分层

【注意事项】

（1）所用抗凝剂不得改变红细胞体积。

（2）采血用具、测定器材必须清洁、干燥，以防溶血。

（3）采血后及时混匀，不能凝血及溶血。

（4）保证足够的离心力和离心时间，RCF 2264 g，30 min。

（5）及时测定，采血后不超过 3 h。

2. 微量离心法

【器材】

（1）SH-120 型微量血液高速离心机。

（2）普通毛细玻管或市售肝素化毛细玻管。毛细管长 75 mm，外径 1.6 mm，内径 0.8 mm。肝素化毛细玻管的制备方法为：以重铬酸钾-硫酸清洗液浸泡过夜，自来水、蒸馏水冲洗洁净、烘干；借毛吸现象吸入肝素钠溶液（15×10^5 IU/L），然后甩去多余的肝素溶液，使仅留毛细玻管内壁附着的一层肝素溶液，再垂直置于 50 ℃烤箱烘干备用。如果采用抗凝静脉血测定，也可使用普通毛细玻管或一次性微量吸管，将后者用砂轮掰成约 75 mm 长，两端磨平，直接吸取抗凝血。

（3）封口用橡皮泥。

（4）酒精喷灯或煤气灯。

（5）一次性采血针或静脉采血用器材。

【操作】

（1）采血。弃去首滴血后，以肝素化毛细玻管的一端接触流出的血滴（切勿触及伤口，以防感染）。另一端稍微下倾，因毛吸现象血液会自动流入管内。待血柱达管长的 2/3～3/4 时即停止采血。将毛细管置两掌心间轻轻捻转，以达最佳抗凝效果。或用普通毛细管吸取抗凝静脉血。

（2）封口。以橡皮泥紧密封固毛细玻管无血迹端（橡皮泥应进入管腔内 2～3 mm）。

（3）标记。以小块胶布标写标本号并粘贴于毛细玻管的一端。

（4）离心。将标记好的毛细管封口端朝外，对称置于微量血液高速离心机内标本槽，转速为 11000 r/min，离心 5 min。

（5）读数。取出毛细管，借助专用读数板直接读出 HCT（图 1-7）。

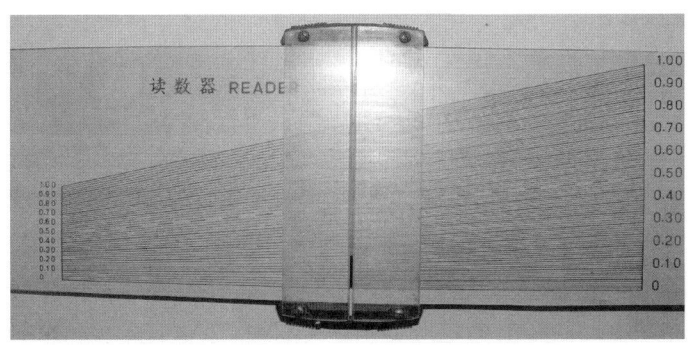

图 1-7 微量离心法血细胞比容读数器

【注意事项】

(1) 毛细血管采血的穿刺深度应以血液自动流出为度,不可强行挤压,以免混入组织液而影响结果的准确性。

(2) 确保封管牢固、严密,且达到一定深度。不宜以酒精灯封管,因易造成血液溶解、凝固或细胞体积发生改变。

(3) 若同时测定多份标本,一定要对称放置且严格编号标记。

(4) 严格控制 RCF 值和离心时间,遇到 HCT>0.5 的标本,必须重复离心,按第二次离心后数值报告。

(5) 其他注意事项同 Wintrobe 法。

【血细胞比容参考区间】

Wintrobe 法:成年男性 0.42~0.49;成年女性 0.37~0.48;新生儿 0.47~0.67。

微量离心法:成年男性 0.467±0.039;成年女性 0.421±0.054。

八、病例分析思考题

某患儿,女,1 岁 2 个月,发现贫血半年余,腹胀 2 个月。患儿半年前体检时血常规提示有贫血。2 个月前无明显诱因出现腹胀,其间伴有间断性腹泻,淡黄色稀烂便,频次不定,无黏液、血丝,外院予药物治疗后缓解。9 天前再次出现腹泻,性状同前,5~6 次/天,口服药物治疗后好转,经腹部彩超提示肝大、脾大。病程中患儿无咳嗽、流涕,无气促、发绀,无黄疸,无血尿、酱油色尿等症状。自发病以来,患儿精神反应、食欲、睡眠可，体重无明显变化。患儿足月顺产娩出，出生体重为 2.5 kg，否认窒息史，否认产伤。出生后母乳喂养，5 个月添加辅食，现混合喂养，目前生长发育正常。否认肝炎史、结核史等传染病史。否认手术史、外伤史、输血史。

查体：T 36.3 ℃，P 130 次/分，R 32 次/分，Wt 9.5 kg。发育正常，营养良好，神志清楚。肤色、甲床苍白，全身皮肤无黄染、出血点、淤点瘀斑、肝掌、蜘蛛痣。周身浅表淋巴结未触及。头颅无畸形，头围 42 cm，前囟 2 cm×2.5 cm，眼睑无浮肿，结膜无苍白、充血、水肿、出血、结膜下出血，巩膜无黄染。双肺叩诊清音。双肺听诊，呼吸音粗、未闻及干、湿啰音，无胸膜摩擦音。心率 130 次/分，心律整齐，心音有力，未闻及杂音，无心包摩擦音。腹肌柔软，肝肋下 2 cm，脾肋下未触及，腹部包块未触及，腹部叩鼓音，移动性浊音阴性，肠鸣音正常，未闻及高调肠鸣气过水声。

实验室检查结果：RBC 4.92×10^{12}/L，HGB 89 g/L，HCT 28.3%，MCV 57.5 fL，MCH 18.1 pg，MCHC 308 g/L，RDW – CV 16.5%，WBC 6.79×10^{9}/L，NE% 40.7%，LYM% 48.9%，PLT 367×10^{9}/L。

（1）试分析检验结果，另请考虑：还需做哪些检查以利于确诊？

（2）应作哪些鉴别诊断？请说出依据。

下面是本章案例分析及答案。

本章案例分析及答案二维码

第二章　感染的实验诊断

一、临床案例

患者，男，11岁。间断发热7天，咳嗽5天，加重2天。该患者7天前无明显诱因出现发热，热峰40.5℃，具体发热间隔不详，每日口服2次退热药，可退至正常，发热时伴有寒战，5天前开始出现咳嗽，频次不多，偶1～2声咳。至当地卫生院予头孢他啶抗感染等治疗3天，后热平2天。2天前再次出现发热，热峰40℃，口服布洛芬可退至正常（每日2次），且咳嗽加重，呈阵发性干咳，非痉挛性咳嗽，无鸡鸣样咳嗽。昨日至当地卫生院就诊，予炎琥宁、氨溴索等治疗，未见好转。病程中无气促，无抽搐，无呕吐，无腹泻，无腹痛，无头晕，无尿少等。胃纳可，精神可，二便无殊。既往无特殊病史，否认病毒性肝炎、麻疹、流行性腮腺炎等传染病史，否认手术史，否认有药物过敏史，无输血史。父母及哥哥体健。否认近亲结婚，否认家族史，否认传染病史。

查体：T 36.7℃，P 98次/分，R 23次/分，BP 114/78 mmHg，Ht 139 cm，Wt 26.8 kg。神志清楚，精神可，营养发育可。全身皮肤黏膜无黄染，全身皮肤无皮疹、瘀点、瘀斑、出血点，全身浅表淋巴结未触及肿大。巩膜无黄染，双侧瞳孔等大等圆，对光反射灵敏。口唇无苍白，无发绀，咽稍充血，双侧扁桃体Ⅰ度肿大，颈软无抵抗，三凹征（−），双侧呼吸均匀，律齐。双肺呼吸音粗，双肺闻及少许湿啰音。心音有力，律齐，未闻及明显杂音。腹软，肝脾肋下未触及肿大，肠鸣音5次/分。四肢活动自如，四肢暖，双下肢无浮肿，毛细血管充盈试验<3 s。双侧腹壁浅反射对称引出，克氏征（−）、布氏征（−）、双侧巴氏征（−）。

实验室检查结果：WBC 7.47×10^9/L，NE% 42.5%，LYM% 48.1%，NE#3.17×10^9/L，PLT 267×10^9/L，HGB 129 g/L，RBC 4.92×10^{12}/L，PCT 0.359 ng/mL。电解质、肾功能、C-反应蛋白、粪便常规+粪便寄

生虫镜检+隐血试验（免疫法）检查未见异常。[参考区间：WBC（4.3～11.3）×10^9/L，NE% 31%～70%，LYM% 23%～59%，NE#（1.6～7.8）×10^9/L，RBC（4.2～5.7）×10^{12}/L，HGB 118～156 g/L，PLT（167～453）×10^9/L，PCT <0.046 ng/mL]

（1）请结合病史和辅助检查结果，作出初步诊断。

（2）为明确诊断，还需做哪些实验室检查？

（3）本病容易和哪些疾病混淆？如何鉴别？

二、白细胞分类计数

【要求】掌握白细胞分类计数的方法（瑞-吉染色法）和白细胞分类计数的参考值。

【原理】血细胞的胞质、胞核和胞浆颗粒等化学成分不同，对酸性染料和碱性染料的亲和力不同，经涂片、固定后染色，可产生颜色差异，借此可区别血中白细胞并进行分类计数。瑞氏-吉姆萨复合染液是由酸性染料伊红（Na^+E^-）和碱性染料美蓝（M^+Cl^-）组成复合染料溶于甲醇而成。酸性染料伊红与细胞中的碱性物质如血红蛋白、嗜酸性颗粒结合，使其染成红色，被着色物质称嗜酸性物质。碱性染料美蓝或天青与细胞中的酸性物质如核染色质、嗜碱性颗粒等结合，染成紫色或蓝色，被着色物质称嗜碱性物质。介于二者之间的中性物质如中性粒细胞颗粒，既与伊红结合又与美蓝或天青结合，染成紫红色。染色后通常分类100个白细胞，统计各种白细胞所占的百分率。

【器材】显微镜、细胞分类计数器、载玻片、推片、香柏油、二甲苯或醇-醚镜头清洗液、拭镜纸、一次性使用静脉采血针、一次性使用负压真空采血管（EDTA-K_2）、静脉采血用压脉带或止血带。

【试剂】

1. **Wright-Giemsa 染液**（瑞氏-吉姆萨复合染液）

（1）Wright 染料 1 g。

（2）Giemsa 染料 0.3 g。

（3）甲醇（分析纯）500 mL。

2. **磷酸盐缓冲液**（pH 6.4～6.8）

（1）磷酸二氢钾（无水）6.64 g。

（2）磷酸氢二钠（无水）2.56 g。

（3）加蒸馏水 1000 mL。

【操作】

1. **静脉采血**

被采血者取坐位，前臂置于桌面枕垫上或水平伸直。检查肘前静脉，在穿刺点上方约 6 cm 处系紧一次性使用止血带。肘臂弯曲部位或稍往下区域是比较理想的穿刺部位。消毒穿刺部位 2 遍，作用 3 min。右手持针，确保针尖斜面向上，左手固定穿刺部位下方的皮肤，保持穿刺针的方向和静脉走向一致，以穿刺针与皮肤间的夹角约 20°的角度进针。血液开始流出立刻接真空采血管，解开止血带或者在开始采最后一管标本后立即解开止血带。当血液至指定刻度（2 mL）时，用医用棉签按住穿刺部位，拔针。嘱受检者按住穿刺部位 5 min，同时高抬手臂，采血管颠倒数次与抗凝剂混匀，不可剧烈摇晃。

2. **血涂片制备**

采集毛细血管血，弃去第一小滴后，取一滴血置于载玻片一端，左手持载玻片，右手将推片的一端放在血滴前面，逐渐后移接触血滴，轻微左右滑动，血滴即沿推片与载玻片的接触面均匀散开，使推片与载玻片之间呈 30～45°夹角，平稳推向载玻片的另一端，玻片上便留下一薄层血膜（图 2 - 1）。立即在空气中挥动，使其快速干燥。

3. **染色**

选择制备较好的血涂片：①用蜡笔在血膜两头划线，以防染液大量扩散，将血涂片平放在染色架上；②滴加瑞氏 - 吉姆萨染液数滴，以覆盖整个血膜为度，静置 10～15 s（固定作用）；③加等量或稍多的磷酸盐缓冲液于血膜上，用吸耳球将其与染液吹匀，染色 5 min，注意防止干涸；④用流水从玻片的一侧缓缓冲去染液后，直立血涂片，待其自然干燥，即可镜检。

4. **镜检并分类白细胞**

在低倍镜下观察细胞着色、分布情况。选择血涂片体尾交界处染色良好、分布均匀的区域，滴香柏油一滴，在油镜下按一定顺序对所见的每一个白细胞进行分类。避免重复计数或漏计，不可主观选择视野。共计数 100～200 个白细胞，可用白细胞分类计数器进行记录。统计各类白细胞所占百分率，并乘以白细胞总数，间接计算各种白细胞的绝对值。

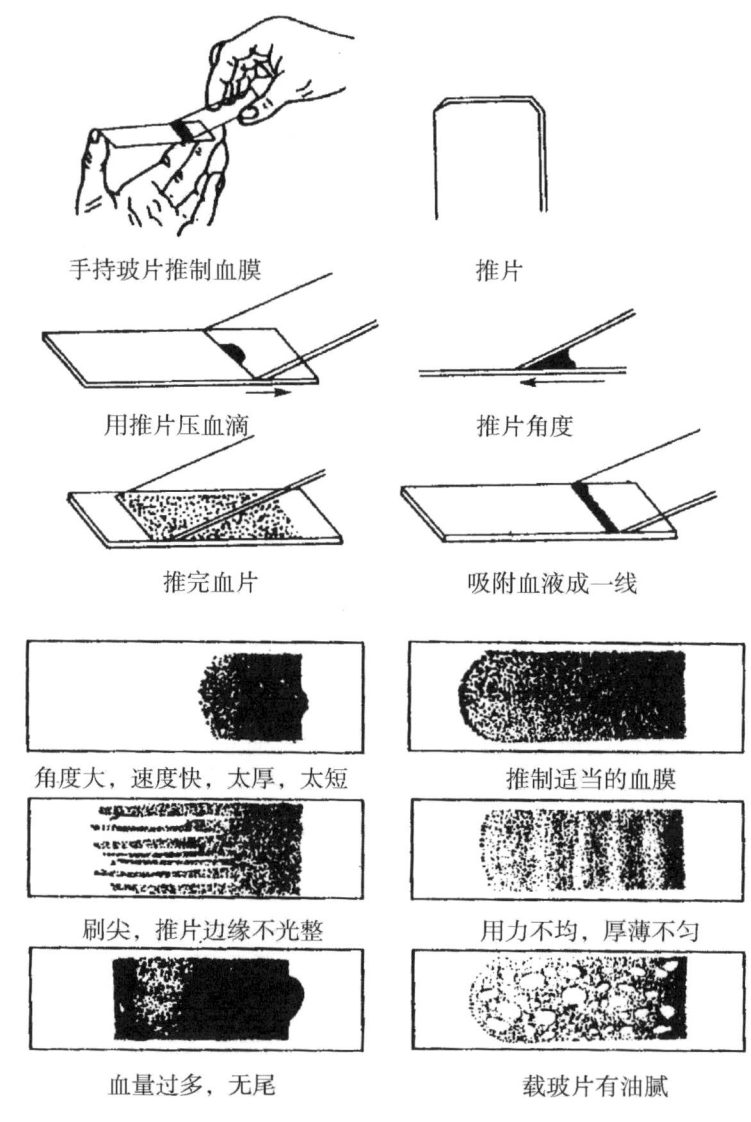

图 2-1 推片方法及各种血膜的外观

【注意事项】

（1）许多因素可影响血涂片的厚度。血滴大、血黏度高、推片角度大、推片速度快则血涂片厚；反之，则血涂片薄。要多练习才能制得比较好的血涂片。血涂片制备不佳，往往影响细胞形态的识别。

（2）玻片需清洁，待血膜干透后方可固定染色。

（3）染色时间的长短与染液的浓度、室温及有核细胞多少有关。染液浓度愈小、室温愈低、细胞愈多，则需染色时间愈长。必要时可增加染液量或延长时间。

（4）染液过少会快速蒸发，染料将附着在血膜上不易冲洗干净。

（5）如细胞染色过深，可用甲醇或乙醇适当脱色；染色过浅时，可先用缓冲液将染液稀释后复染。

（6）每批染液、缓冲液均需试染，以便掌握好染色时间及加缓冲液的比例。

（7）由于不同的白细胞体积不等，各种白细胞在血涂片上的分布并不均匀。体积较小的淋巴细胞在血涂片的头、体部较多，而中性粒细胞和单核细胞在尾部和两侧较多，因此应选择体尾交界处进行分类。

（8）发现有核红细胞时应单独统计，不计入 100 个白细胞内，以分类 100 个白细胞同时见多少有核红细胞来报告。

（9）分类时应同时观察白细胞、红细胞和血小板的形态、染色和分布情况，并注意有无寄生虫及其他异常改变。

【白细胞分类计数参考区间】

白细胞分类计数参考区间如表 2-1 所示。

表 2-1　外周血白细胞分类参考值

白细胞分类	百分率（%）	绝对值（$\times 10^9$/L）
中性杆状核粒细胞	1～5	0.04～0.5
中性分叶核粒细胞	50～70	2～7
嗜酸性粒细胞	0.5～5	0.02～0.5
嗜碱性粒细胞	0～1	0～0.1
淋巴细胞	20～40	0.8～4
单核细胞	3～8	0.12～0.8

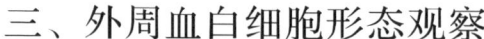

三、外周血白细胞形态观察

(一) 正常白细胞形态

1. **中性粒细胞**

胞体呈圆形,直径 10~15 μm,细胞核染色质粗糙不匀,排列紧密成小块状,染成深紫红色。细胞质丰富,呈粉红色,含较多细小均匀的紫红色中性颗粒。根据细胞核形态不同,成熟的中性粒细胞又分为中性杆状核粒细胞和中性分叶核粒细胞。一般以核径最窄处小于最宽处 1/3 者,视为分叶核;核径最窄处大于最宽处 1/3 即为杆状核。中性杆状核粒细胞核形状多样,细长,弯曲,可呈 C 形、S 形、V 形或不规则形。中性分叶核粒细胞细胞核分 2~5 叶,甚至 5 叶以上,叶间以核丝或核桥相连。

2. **嗜酸性粒细胞**

胞体呈圆形,直径 13~15 μm,略大于中性粒细胞。细胞核多为两叶,呈眼镜状,也可偶见 3~4 叶者。核染色质粗糙,染成紫红色。细胞质中充满粗大、整齐、均匀、紧密排列的橘红色嗜酸性颗粒。

3. **嗜碱性粒细胞**

胞体呈圆形,直径 10~12 μm,略小于中性粒细胞。细胞核着色较浅,呈淡红色,结构不清,分叶常不明显,形态不规则。细胞质较少,含有少量粗大但大小不均、排列不规则的紫黑色嗜碱性颗粒,常覆盖于细胞核上。

4. **单核细胞**

胞体呈圆形或不规则形,直径 15~25 μm,为外周血最大的细胞。细胞核大,呈不规则圆形、肾形、马蹄形或不规则分叶,有时扭曲折叠;染色质纤细、疏松如网状,染成淡紫红色。细胞质丰富,染成淡蓝或灰蓝色,半透明,含有大量弥散分布、细小、灰尘样紫红色嗜天青颗粒。细胞质内偶可出现空泡。

5. **淋巴细胞**

胞体呈圆形或椭圆形,小淋巴细胞直径 6~10 μm,大淋巴细胞直径 10~15 μm。细胞核圆形或椭圆形,偶见凹陷,多偏向一侧;细胞核染色质深紫红色、板块状,核膜较厚,偶见核仁。小淋巴细胞胞质很少,有的仅在核的一侧出现一线天蓝或深蓝色胞质,甚至完全不见,一般无颗粒;大淋巴细胞胞质丰富,呈透明蓝色,常有少量粗大、稀疏、大小不等的紫红色嗜天青颗粒。

(二) 异常白细胞形态

1. 中性粒细胞的毒性变化

(1) 大小不均:中性粒细胞体积大小悬殊。

(2) 中毒颗粒:中毒颗粒常出现在中毒中性粒细胞胞浆内,较中性粒细胞颗粒粗大,大小不等,分布不均,呈蓝紫甚至呈黑色,常与空泡变性并存出现。

(3) 空泡形成:中性粒细胞胞质中出现一个或数个空泡,大概因细胞质发生脂肪变性,被染液中的甲醇溶解所致。

(4) 杜勒小体(Döhle bodies):是中性粒细胞胞质因毒性变化而保留的局部嗜碱性区域。呈圆形、梨形或云雾状,天蓝色或灰蓝色,直径 1～2 μm。

(5) 核变性:可有核固缩、核溶解和核碎裂等现象。细胞核发生固缩时核染色质凝集成深紫色粗大凝块。细胞核核溶解时,则胞核膨胀增大,常伴有核膜碎裂,核染色质结构松散或模糊,着色较浅。

2. 中性粒细胞的其他异常变化

(1) 巨多分叶核中性粒细胞:成熟中性粒细胞的体积增大,直径 16～25 μm,核分叶常在5叶以上,甚至在10叶以上,核染色质疏松。

(2) 棒状小体(Auer bodies):在 Wright 或 Giemsa 染色的血涂片中,白细胞胞质中出现紫红色的细杆状物,长1～6 μm,一条或数条不定。

(3) 其他异常粒细胞:多是与遗传有关的异常形态变化,如 Pelger - Huët 畸形等。

3. 异型淋巴细胞

Downey 按形态特征将异型淋巴细胞分为三型:

(1) Ⅰ型(空泡型) 又称泡沫型或浆细胞型,此型最多见。胞体较淋巴细胞稍大,圆形或椭圆形,少数不规则形。核偏位,呈圆形、肾形或不规则形,核染色质呈粗网状或小块状,无核仁。最大特点为细胞质呈深蓝、暗蓝色,不透明,含大小不等的空泡使胞质呈海绵状、泡沫状。

(2) Ⅱ型(不规则型) 又称单核细胞型,胞体较Ⅰ型大,直径15～

20 μm，外形多不规则。核圆形或不规则形，核染色质较Ⅰ型细致，亦呈网状，核仁不明显。细胞质丰富，多为浅蓝色或淡蓝灰色，边缘较深，可有少量嗜天青颗粒，一般无空泡。

(3) Ⅲ型（幼稚型）又称未成熟细胞型，体积较大，直径 15～18 μm，呈圆形或椭圆形。核圆形、椭圆形，核染色质纤细网状，核仁 1～2 个。细胞质较多，深蓝色，不透明，一般无颗粒，有时有少许小空泡。该型逐渐向Ⅰ型过渡。

四、血细胞自动分析仪（电阻抗型）

血细胞自动分析仪可分为光电型、光散射型、电容型、电阻抗型等。1953 年库尔特（Coulter）兄弟设计了以电阻改变为基本理论的血细胞计数仪，因具科学性、先进性、实用性而在医学实验领域得到快速发展。目前血细胞分析仪计数血细胞多采用电阻抗法，其检测的基本原理如下。

将等渗电解质溶液稀释的细胞悬液放入一个不导电的容器中，并将小孔管插进细胞悬液中，小孔管内充满电解质溶液，并有一个内电极，其外侧细胞悬液中有一个外电极。当接通电源后，内、外电极之间形成一个稳定的电流，当细胞悬液中的血细胞通过小孔管上的宝石计数小孔时，由于血细胞具有相对非导电的性质，可使电路中小孔感应区内的电阻突然增大，瞬间会引起电压变化而出现脉冲信号。脉冲信号变化的程度取决于细胞体积的大小，脉冲信号数量的记录可反映细胞的数量。这些脉冲信号经过放大、阈值调节、甄别、整形、计数及自动控制保护系统，最终打印出结果，对血细胞进行计数和体积的测定。电阻抗原理也称库尔特原理（Coulter principle）。

电阻抗型血细胞自动分析仪能够提供多项参数，同时还能提供 3 种血细胞分布的直方图。所谓直方图即血细胞体积分布直方图，是血液分析仪在进行细胞计数的同时，以细胞体积的大小为横坐标，不同体积的细胞所占的相对频率为纵坐标，自动绘制、打印出的表示细胞群体分布情况的拟合曲线。

1. **白细胞直方图**

根据白细胞经过溶血剂处理后其体积变化的不同，可将白细胞分为 3 个细胞群体，其中位于 35～90 fL 大小的细胞群为小细胞群，主要以淋巴细胞为主；91～160 fL 大小的细胞群体为中间细胞群体，主要包括嗜酸粒细胞、嗜碱粒细胞和单核细胞，异常的原幼细胞也属于该范围；161～450 fL 大小的细胞群为大细胞群，主要以中性粒细胞为主。白细胞直方图的变化，可以评价血液中白细胞群体的变化，但这种变化的直方图并无特异性，即某一类的白细胞增多或减低均可使白细胞直方图产生相似的变化，因此，异常白细胞直方图只能提示白细胞分群之间的比例变化或可能出现的异常细胞，具体需要进一步用显微镜复查血液涂片。

2. 红细胞直方图

红细胞直方图在临床中的应用不同于白细胞直方图，其在临床中对贫血的鉴别诊断和疗效观察意义较大。不同类型的贫血直方图形峰的位置、峰低的宽度、峰顶的形状表现不同，根据直方图图形的不同，对不同类型的贫血进行鉴别诊断；此外，还可以在贫血的治疗过程中通过观察红细胞直方图是否出现峰顶移动、是否可出现双峰现象来进行治疗效果的观察。

3. 血小板直方图

血细胞自动分析仪根据血小板体积的大小和离散情况表现出不同的直方图，其范围主要分布在 2～30 fL。影响血小板直方图的因素有：

（1）红细胞碎片：可干扰血小板直方图，使其出现异常。

（2）血小板聚集：直方图显示峰左侧起点较高，血液涂片上可见聚集成堆的血小板。

（3）小红细胞干扰：直方图显示峰的右侧离横坐标较高，呈拖尾状，血液涂片上可见较多的小红细胞。

（4）血小板的大小：直方图显示峰左移，平均血小板体积（MPV）偏小，提示以小血小板为主。

（5）MPV 值：血细胞自动分析仪分析血小板时，不仅提供血小板数量，同时还提供了 MPV 值。

MPV 的参考值并非在一个统一的范围。尼古拉斯·J. 贝斯曼（Bessman）研究表明，血小板数与 MPV 值呈非线性负相关。

附：血细胞自动分析仪使用方法

1. 开机

检查试剂有无短缺，打开仪器后部开关，仪器依次进行自检和开机初始化。用户名：1，密码：1。

2. 全血测量
（1）在"样本分析"界面下，确认分析模式为"全血"。
（2）将准备好的全血标本放到采样针下，按吸样键，启动样本分析过程。
（3）分析结束后，采样针复位，分析得到的结果将显示在屏幕的分析结果区。

3. 预稀释测量
（1）在"样本分析"界面下，点击模式切换图标，将分析模式设置为"预稀释"。
（2）点击预稀释液图标，按照屏幕提示将干净的离心管放在采样针下，按吸样键。
（3）待屏幕提示加稀释液完毕后，点击"取消"按钮关闭加稀释液提示框。
（4）将准备好的预稀释样本放到采样针下，按吸样键，启动样本分析过程。
（5）分析结束，采样针复位，分析得到的结果将显示在屏幕的分析结果区。

4. 关机
点击菜单"关机"按钮，关主机开关，再关稀释器开关，最后关闭电源。

五、病例分析思考题

患者，男，30岁。右下腹疼痛15 h。15 h前无明显诱因出现脐周闷痛伴恶心，自行催吐后感缓解，疼痛范围约巴掌大小，呈持续性疼痛，阵发性加重，走路时疼痛加剧，平躺时缓解，自服诺氟沙星、肠炎宁片等药物后未缓解。无发热、畏冷、寒战，无腹胀、腹泻、黑便，无肛门停止排气排便，无眼黄、尿黄、皮肤黄，无午后低热、盗汗、消瘦。自发病以来，精神、食欲、睡眠欠佳，大小便正常，体重无明显变化。无家族及遗传病史。

查体：T 36.6 ℃，P 76 次/分，R 20 次/分，BP 143/90 mmHg。腹平坦，未见腹壁静脉曲张，未见胃、肠型及异常蠕动波，全腹肌稍紧张。右下腹压痛、反跳痛,全腹未扪及异常包块。肝脾肋下未触及,肝浊音界上界位于右锁骨中线第Ⅴ肋间,下界位于右肋缘,脾浊音界无扩大。肝肾区无叩痛,墨菲氏征阴性,移动性浊音阴性,肠鸣音4次/分,未闻及振水音、气过水音及血管杂音。闭孔内肌试验、腰大肌试验、结肠充气试验阴性。

实验室检查结果:WBC 15.23×10^9/L,NE% 86.7%,LYM% 7.2%,RBC 5.29×10^{12}/L,HGB 158 g/L,PLT 254×10^9/L,CRP 160.75 mg/L,PCT 18.10 ng/mL。[参考范围:WBC $(3.5 \sim 9.5) \times 10^9$/L,NE% 40%~75%,LYM% 20%~50%,RBC $(4.3 \sim 5.8) \times 10^{12}$/L,HGB 130~175 g/L,PLT $(125 \sim 350) \times 10^9$/L,CRP 0~6.0 mg/L,PCT 0~0.046 ng/mL]

(1) 请结合病史和辅助检查结果对本病作出初步诊断。
(2) 需要与哪些疾病作鉴别诊断?依据是什么?
(3) 为了明确诊断,可以做什么检查?

下面是本章案例分析及答案。

本章案例分析及答案二维码

第三章 血液病的实验诊断

一、临床案例

患者，女，50岁。突发意识模糊1天，发热半天。家属代诉患者入院前1天无明显诱因出现意识模糊，感觉肢体无力，无呕吐、四肢抽搐，无口吐白沫，无二便失禁等，遂就诊当地医院。查颅脑CT（具体不详），半天前出现发热，最高体温达38.9 ℃，无畏冷、寒战，无气喘、气促，无腹痛、腹泻等。自发病以来，精神疲惫，饮食一般，睡眠可，二便正常，体重无明显改变。平素体健，否认病毒性肝炎、肺结核病史，否认高血压、糖尿病、高血脂，否认脑血管疾病、心脏病史，否认精神病史、地方病史、职业病史，否认外伤、输血、中毒、手术、过敏史，否认药物、食物过敏史。患者出生于福建省，久居于福建省，生活起居尚规律，无化学物质、放射物质、有毒物质接触史。父母健在，无家族及遗传病史。

查体：T 36.6 ℃，P 82次/分，R 20次/分，BP 118/71 mmHg。神志朦胧，双肺呼吸音粗，未闻及干、湿啰音，无胸膜摩擦音。心律齐，各瓣膜听诊区未闻及病理性杂音。腹平软，全腹无肿物，肝脾肋下未触及，全腹无压痛、反跳痛，肠鸣音3次/分。四肢肌力、肌张力检查无法配合。双下肢无浮肿。

实验室检查结果：WBC 29.83 × 10^9/L，NE% 89.1%，LYM% 5.6%，EA# 0.70 × 10^9/L，BA# 0.21 × 10^9/L，RBC 3.18 × 10^{12}/L，HGB 99 g/L，HCT 0.301，PLT 21 × 10^9/L；分类不明细胞92.0%。PCT 0.22 ng/mL，IL-6 22.50 pg/mL，PT 14.1 s、INR 1.26、APTT 23.9 s，FIB 0.89 g/L，TT 20.3 s，D-dimer 16.44 mg/L。[参考范围：WBC（3.5～9.5）× 10^9/L，NE% 40%～75%，LYM% 20%～50%，EA#（0.02～0.52）× 10^9/L，BA# 0～0.06 × 10^9/L，RBC（4.3～5.8）× 10^{12}/L、HGB 130～175 g/L，HCT 0.4～0.5，PLT（125～350）× 10^9/L；PCT 0～0.06 ng/mL；

PT 9.8～13.2 s，INR 0.85～1.2，TT 14～21 s，FIB 2～4 g/L，APTT 22～34 s，D-dimer≤0.5 μg/mL。]

（1）请分析上述病史和检查，作出初步诊断。

（2）为明确诊断，可以做什么实验室检查？这些检查在疾病诊疗中的作用是什么？

进一步检查结果如下：

外周血涂片：白细胞数明显增高，可见异常早幼粒细胞占92%，形态同骨髓片。

骨髓片：有核细胞增生明显活跃，G∶E=91∶1，可见异常早幼粒细胞占89.5%，胞体大小不一，有伪足或瘤状突起，胞浆丰富，含粗大密集嗜天青颗粒，并可见Auer小体，部分细胞可见核仁。红细胞系统增生受抑，形态未见明显异常；淋巴细胞比例偏低，为成熟淋巴细胞；单核细胞未见；巨核细胞0个。

组化染色：MPO染色100%阳性，积分396；AS-DCE染色83%阳性，积分254。

请依据上述检查结果，作出最终诊断。

二、骨髓检查标本制备及检验申请单填写

【要求】了解骨穿的取材部位、穿刺方法和涂片、染色要求。熟悉骨髓检查申请单填写的重要项目。

【器材】灭菌骨穿包（含骨穿针、骨髓活检针、手套、镊子、纱布块、弯盘、洞巾）、1.2 mm洁净载玻片、涂抹板、消毒棉球或棉签、灭菌干棉球、胶布、5 mL和10 mL一次性注射器。

【试剂】100 mmol/L碘酒、75%酒精、2%普鲁卡因。

【穿刺部位】

1. 髂骨后上棘

此处骨皮质薄，骨髓腔大，进针容易，骨髓液丰富，被血液稀释的可能小，为骨穿首选部位。

2. 髂骨前上棘

此处骨皮质硬，骨髓腔小，易导致穿刺失败，所以常用于翻身困难、

需多部位穿刺等患者。

3. 胸骨

胸骨是人体骨髓造血功能最旺盛的部位，但其骨板薄、髓腔小，下方是大动脉和心脏，所以危险性大，穿刺时必须十分谨慎。当骨髓纤维化、骨髓增生低下、白血病等情况下，其他部位穿刺不成功时，可考虑胸骨穿刺。

4. 其他部位

小于3岁的小儿可选择胫骨头内侧。局部有症状者，可直接穿刺有症状部位，如局部压痛处、X线下的可疑病灶等，常用于骨髓转移癌、多发性骨髓瘤等。

骨髓穿刺部位不同，细胞的数量和组成可能有一定差异，尤其是病变呈局灶性分布的疾病，差异可能会更明显，因此必要时应多部位取材，以便全面了解骨髓的造血情况。

【操作步骤】

（1）根据不同穿刺部位选择体位，髂后上棘采用侧卧位或俯卧位，髂前上棘和胸骨采用仰卧位。

（2）选择穿刺点，将选中的穿刺点以按压或记号笔做出标记。（胸骨穿刺点在第二、三肋间所对应的胸骨，胫骨穿刺点在膝关节下3 cm处。）

（3）用碘酒、酒精严格消毒手术野。打开穿刺包，带好无菌手套，在穿刺部位敷上洞巾。

（4）以注射器吸取2 mL 2%普鲁卡因注射液，在刺入点皮下做普鲁卡因皮丘，以无菌纱布按压，辅助普鲁卡因弥散。出现麻醉效果后，垂直皮肤表面进针，边进边注入普鲁卡因，逐层进入骨膜，并使膜下有一定量的普鲁卡因，以达麻醉满意。

（5）取骨髓穿刺针，依病人情况调节穿刺深度螺旋位置，骨穿针包以纱布（防金属碰破手套），骨穿针最上端对准手心，拇、食、中指围握螺旋及其上部，依穿刺部位的不同采用所需角度进针，进针至有落空感。

（6）取出骨穿针芯，在手套背部荡过，如显示有液痕，则接入10 mL注射器造负压吸髓；如无骨髓液流出，可以改变骨穿针头"马蹄"的角度重新试吸，亦可改变穿刺方向重试。抽取的骨髓液不应超过0.2 mL。

（7）取下注射器针筒后，套上针心，拔出骨髓穿刺针。

（8）用消毒干棉球压迫伤口，并用消毒纱布和胶布固定。

（9）立即取骨髓小粒多的骨髓液，涂片 6～10 张并做好标记，立即送检。骨髓涂片制备方法同血涂片制备，制备好的骨髓涂片在较明亮的光线下进行观察、评价，若能见到半透明的肉红色粟粒状颗粒，则为骨髓小粒，表示取材满意。

（10）同时进行皮肤采血，制备血涂片 1～2 张，做好标记后与骨髓片、剩余的母片和骨髓检查申请单一同送检。骨髓检查申请单应包括以下项目：

①病人基本信息：姓名、性别、年龄、住址、病例号、病区、病床号、通讯方式等；

②临床主要症状、体征及初步诊断；

③检查目的：诊断、鉴别诊断、排除诊断、疗效判断（痊愈、缓解、复发）等；

④取材部位：可间接反映患者造血状态及取材质量；

⑤其他必要的实验室检查结果：血液、尿液一般检查，生化、免疫学、凝血相关检查等；

⑥就诊记录：如初诊、复诊，白血病缓解、复发等。

【注意事项】

（1）骨穿过程中要严格遵守无菌操作，防止骨髓感染。

（2）抽取的骨髓液以不超过 0.2 mL 为佳，以免导致被血液稀释。

（3）有些疾病可进行多部位穿刺和特定部位穿刺，以提高诊断率，如慢性再生障碍性贫血等。

（4）一些疾病，如骨髓纤维化等，会造成干抽。干抽是指由于非技术原因多次多部位穿刺都抽不出骨髓液的现象。

（5）骨穿后应立即涂片，做好标记后送检，以避免髓液凝固，同时保证骨髓涂片在新鲜状态下染色。

（6）骨髓液因有骨髓小粒和脂肪滴、有核细胞较多而比血液黏稠，所以涂片时角度要小一些，速度要慢一些，避免骨髓片过厚。并注意保留片尾和边缘，因体积较大的细胞多在此处。

（7）涂片制成后，应在空气中快速摇动或吹干，以防止细胞皱缩或溶血。

（8）骨髓检查申请单信息应翔实、简明扼要应与骨髓和血涂片标本同时送达实验室，防止差错。

三、骨髓涂片染色

【要求】复习 Wright 染色原理及方法,进一步熟练操作。

【器材】

(1) 未染色骨髓涂片。

(2) 染色杯或染色架。

(3) 洗耳球。

【试剂】

(1) Wright 染液。

(2) 磷酸盐缓冲液。

【操作】同血涂片染色(略)。

【注意事项】

(1) 染色前应先用肉眼观察骨髓片,挑选有骨髓小粒、髓膜均匀及薄厚适宜的涂片进行染色。取材满意、涂片制作良好的标本,应含有少量脂肪滴,并在片尾见到散在的约粟粒大小呈浅肉色半透明的骨髓小粒。

(2) 因有核细胞较多,在同一温度下,骨髓涂片固定和染色的时间要较血片略长,最好放在低倍镜下观察,待染色满意时再冲洗。

(3) 若染色过浅,可于涂片干燥后重染;如染色太深,可于干燥后滴加甲醇数滴,稍停后冲洗。

四、成人正常骨髓象观察

1. 低倍镜检查

(1) 确定骨髓标本的取材、涂片和染色制作是否满意。将染色后的髓片分别用肉眼和低倍镜观察,确定髓片上是否有骨髓小粒(被 Wright 染液染成深蓝色)、脂肪滴、较多的骨髓特有细胞(如各系幼稚细胞和巨核细胞等),以及涂片着色是否良好、有无染料沉淀等,以评价取材、涂片、染色是否满意。如满意,则选取最佳部位继续检查;若上列 3 项中有任何一项不满意,都必须重来,否则会导致错误的诊断结论,产生严重后果。

(2) 判定骨髓增生程度。骨髓增生程度通常以骨髓中有核细胞的量来反映。估计有核细胞的方法有多种，一般常通过直接在低倍镜下观察有核细胞与成熟红细胞之间的比例，并结合骨髓小粒的结构及其内在细胞数量与成分来作出判断（表3-1）。

表3-1 骨髓增生程度及相应常见疾病

成熟RBC：有核细胞	增生程度	常见疾病
1：1	极度活跃	白血病
10：1	明显活跃	白血病、增生性贫血，细菌感染
20：1	活跃	正常人、贫血
50：1	低下	粒细胞缺乏症，再障（慢性）
200：1	极度低下	再障（急性）

（3）计数巨核细胞。巨核细胞体积大，涂制髓膜时易将其挤至边缘，所以应留意髓膜的上下两缘、头尾两端巨核细胞易在位置。发现巨核细胞并计数后，再换高倍镜或油镜，以辨明其发育阶段、产血小板功能和形态特点。在1.5 cm×3 cm面积内7～35个巨核细胞为正常。

（4）查找体积巨大的异常细胞，如Gaucher细胞、Niemann - Pick细胞、恶组细胞、转移瘤细胞等。这类细胞胞体巨大，应同查找巨核细胞一样，从髓膜的上下两缘、头尾两端细心寻找，发现可疑者后应在油镜下仔细观察确认。

2. 油镜检查

选择有核细胞分布均匀、结构清晰、着色良好的髓膜体、尾交界处，用油镜做细胞形态观察及分类计数。

（1）有核细胞分类计数。油镜下连续分类计数200或500个有核细胞，按细胞的不同系列及发育阶段分别计数。如有巨幼红细胞，与其他幼红细胞分开计数。然后逐一计算出各系、各阶段细胞所占有核细胞总数的百分比，算出粒系与红系有核细胞的比值（G：E）。巨核细胞不计入有核细胞数值中。分裂型、退化、破碎细胞亦不计入有核细胞数值中，如达一定数量，则另作描述。

（2）观察细胞形态。在进行细胞分类计数时，要同时注意观察各系列、各阶段细胞的形态有无异常，有无寄生虫和其他异常细胞。

3. 检查结果的分析诊断

（1）将得到的外周血片、骨髓片的细胞分类计数数据及有价值的信息记入"骨髓细胞学检查报告单"。报告时按照以下顺序：

①明确取材、涂片、染色情况。如任何一项有缺陷，表明本次骨髓细胞学检查的结果仅供参考。

②确定增生程度和 G∶E 比值。

③红系细胞情况，包括成熟红细胞情况。

④粒系细胞情况。

⑤淋巴细胞系情况。

⑥巨核细胞及血小板情况。

⑦有无寄生虫及瘤细胞。

⑧细胞化学及免疫细胞化学染色情况。

⑨血片同髓片一样作出全面观察分析。

（2）描述细胞特点要有顺序。或从细胞核到浆到外形，或从外形、胞浆、核形状、核膜、染色质到核仁。

（3）提出诊断意见。可分形态学诊断和综合诊断。后者是结合临床资料或亲自检查病人后作出的诊断意见，切忌片面、武断。最后，检查者签字。

附：骨髓中常见细胞的形态学特点

1. 红细胞系

（1）原红细胞：圆形或椭圆形，直径 15～22 μm，边缘常有瘤状突起。胞质量少，约占细胞直径的 1/5，油墨蓝色。细胞核圆形，约占细胞直径的 4/5；核染色质呈颗粒状，较原粒细胞着色深而粗密；核仁 1～5 个，呈暗蓝色，界限不甚清晰。

（2）早幼红细胞：略小于原红细胞，直径 11～20 μm，边缘仍可有瘤状突起。胞质量稍多，其中已开始合成血红蛋白，故较原红细胞着色稍淡，有核周淡染区，但不应出现红色调。细胞核约占细胞的 2/3；染色质开始出现聚集，呈粗砂粒状，核仁不明显或消失。

（3）中幼红细胞：外形的瘤状物消失，胞体圆形，直径 8～18 μm。胞质量较多，因已含有一定数量的血红蛋白，故呈现嗜多色性，可有着色不均匀的蓝、灰蓝、灰、浅紫灰或浅红等色调。细胞核约占细胞大小的

1/2；染色质粗糙浓集，呈团块、条索或车轮状，其间有明显的缝隙；无核仁。

（4）晚幼红细胞：圆形，直径 7～12 μm。胞质丰富，富含血红蛋白，呈现与成熟红细胞相似的橘红色，亦可有浅淡的微蓝色。细胞核圆，小于细胞直径的 1/2，染色质浓集成紫黑色团块，看不出有任何结构。

2. 粒细胞系

（1）原粒细胞：细胞呈圆形或椭圆形，直径 11～18 μm。原粒 I 型：胞质明亮天蓝色或水彩蓝色，无颗粒。细胞核占细胞的 2/3 以上；染色质似一层薄纱，无浓集；核仁 3～5 个，淡蓝或无色。原粒 II 型：与原粒 I 形态相似，唯胞浆中出现少量细小颗粒。

（2）早幼粒细胞：粒系各阶段细胞的最大者，直径 12～22 μm。胞质较原粒细胞丰富，嗜碱性减弱，出现深紫红色粗大的嗜苯胺蓝颗粒，POX 染色呈阳性。细胞核占胞体面积的 1/2 以上，偏位；染色质较原粒粗糙，呈粗网粒状，分布不均匀；核仁可见或消失，数目不定。

（3）中幼粒细胞。

①中性中幼粒细胞：圆形，直径 10～18 μm。胞质量多，淡红色，内含细小、分布均匀的淡紫红或红色中性特异颗粒。细胞核内侧缘开始变扁平，或稍呈凹陷，占细胞的 1/2～2/3；染色质凝聚成粗索或小块状，核仁消失。

②嗜酸性中幼粒细胞：胞体直径 15～20 μm。胞质中充满粗大、均匀、排列紧密、有折光感、呈丰满正圆形的橘红色特异颗粒，颗粒不掩盖细胞核是其特点（分化不良者颗粒呈灰褐色）。细胞核与中性中幼粒细胞相似。

③嗜碱性中幼粒细胞：胞体直径 15～20 μm。胞质中含有数量不多、大小不一但较粗大、分布不均匀的特异性嗜碱颗粒。由于颗粒可覆盖于核上，所以常影响对核结构的观察。其核与中性中幼粒细胞相似，但轮廓不清楚，染深紫红色。（细胞应激后脱颗粒、或染色中颗粒被溶解而胞浆中可呈现空泡）

（4）晚幼粒细胞：细胞呈圆形或椭圆形，直径 10～16 μm。按其胞质中所含特异颗粒而分为中性、嗜酸性和嗜碱性晚幼粒细胞，特异颗粒的形态、染色及分布等特点同中幼粒阶段。细胞核一侧明显凹陷，但凹陷应小于假设核直径的一半。

(5) 杆状核粒细胞：细胞圆形，直径 10～15 μm。按胞质中特异颗粒的不同而分为中性、嗜酸性、嗜碱性杆状核粒细胞，颗粒特点同中幼粒细胞。细胞核凹陷大于假设核直径的一半，呈带状、马蹄状或 S 形，核染色质浓集，染深紫红色。

(6) 分叶核粒细胞：胞体圆形，直径 10～15 μm，嗜酸性分叶核粒细胞较大，嗜碱性分叶核粒细胞较小些。该阶段细胞已完全成熟，形态与外周血中所见相同。

3．淋巴细胞系统

(1) 原淋巴细胞：细胞呈圆形或椭圆形，直径 10～18 μm。胞质量少，浅蓝或天蓝色、透明，有环核淡染区，无颗粒。细胞核大，圆或椭圆形，稍偏位；核染质细致、颗粒状，较原粒细胞者稍粗；核仁多为 1～2 个，因核仁周围的"染色质堤"明显而易见。

(2) 幼淋巴细胞：细胞呈圆形或椭圆形，直径 10～16 μm。胞浆较原淋巴细胞增多，浅蓝色、透明，可有少许嗜天青颗粒。细胞核圆或椭圆形，有时可见浅的切迹；核染色质较原淋巴细胞致密、粗糙；核仁模糊或消失。

(3) 淋巴细胞：分为大、小两种，与外周血所见相同。

4．单核细胞系统

(1) 原单核细胞：大致呈圆形或椭圆形，直径 15～25 μm。胞质较其他原始细胞丰富，灰蓝色、半透明如毛玻璃状，边缘常有伪足突出，无颗粒。细胞核较大，圆形或椭圆形；核染色质纤细疏松似网状，浅紫红色，较其他原始细胞淡薄；核仁 1～3 个，常大而清楚，可染成淡蓝色。

(2) 幼单核细胞：圆形或不规则形，直径 15～25 μm，较原单核细胞稍大。胞质增多，灰蓝色，可有伪足突出，含多少不一的细小嗜天青颗粒。细胞核形状不一，圆形或不规则形，可有凹陷、切迹、扭曲或折叠；染色质较原单核细胞粗糙，但仍为疏松网状，染淡紫红色；核仁模糊或无。

(3) 单核细胞：圆形或不规则形，直径 12～20 μm。胞质丰富、灰蓝色、半透明如毛玻璃状，可有钝伪足，含较多细小嗜天青颗粒。细胞核不规则，常呈马蹄形、肾形、S 形或笔架形等，染色质疏松细网状，无核仁。

5. 浆细胞系统

B淋巴细胞被激活后，先转化原免疫细胞，然后转化为原浆细胞。原浆细胞经过幼浆细胞阶段，最后转化为能够产生免疫球蛋白（Ig）的成熟浆细胞，承担体液免疫任务。

（1）原浆细胞：胞体圆形或椭圆形，直径15～20 μm。胞质较多，深蓝或灰蓝色，不透明，较其他原始细胞胞浆色深而暗浊，无颗粒，有时有空泡。细胞核圆形，占细胞的2/3以上，常偏位；染色质粗颗粒网状、紫红色，核仁2～5个。

（2）幼浆细胞：细胞多椭圆形，直径12～16 μm。胞质量多，不透明，有泡沫感，染深蓝加紫红色，即所称的"红带蓝"特色。近核处有淡染区，可有少数嗜天青颗粒。细胞核圆形，占细胞的1/2，偏位；染色质开始聚集，染紫红色，可呈轮辐状排列，核仁基本消失。

（3）成熟浆细胞：圆形或卵圆形，直径8～20 μm。胞质丰富，呈不透明的灰紫蓝色。核的一侧常有明显的淡染区，多空泡，可有少量嗜天青颗粒。细胞核圆形、偏位，使整个细胞形状似鸡蛋；染色质紧密成块，排列似轮辐状，无核仁。

6. 巨核细胞系

（1）原巨核细胞：圆形或椭圆形，胞体较大，直径15～30 μm。胞质量少，染深蓝色、不透明，无颗粒，边缘常有不规则突起。细胞核大，占细胞的极大部分，形状不定，圆者常见；染色质呈深紫红色，粗糙颗粒状，排列紧密；核仁2～3个，大小不一，淡蓝色，不很清晰。

（2）幼巨核细胞：圆形或不规则形，胞体明显增大，直径30～50 μm。胞质量增多，蓝色或灰蓝色，近核处染色质变淡或为淡粉红色，可有嗜天青颗粒，常有伪足状突起。细胞核多不规则，可有分叶或折叠；染色质粗糙，呈粗颗粒或小块状，排列紧密；核仁模糊或消失。

（3）颗粒型巨核细胞：胞体明显增大，直径40～100 μm，不规则。胞质极丰富，呈淡紫红色，其内充满大量细小紫红色颗粒，有时可见边缘处颗粒聚集成簇，但周围无血小板形成。细胞核明显增大，高度分叶，形态不规则，分叶常层叠呈堆集状；染色质粗糙，排列致密呈团块状，染深紫红色。

（4）产血小板型巨核细胞：胞质内颗粒明显聚集成簇，有血小板形成，胞质周边部分已裂解为血小板脱落，使细胞边缘不完整。其内侧和外侧常有成簇的血小板出现。其余的细胞特征均与颗粒巨核细胞相同。

（5）巨核细胞裸核：产血小板型巨核细胞的胞质裂解成血小板，完全脱落后，仅剩细胞核，称裸核。

五、常见血液病的骨髓象特点

1. 常见的贫血

（1）缺铁性贫血（IDA）：骨髓呈增生活跃或明显活跃。幼红细胞比例增加（>30%），以中幼阶段为主。幼红细胞核染色深、胞质少而染色蓝（偏碱），边缘不整齐，即所谓"核老浆幼"。（中幼红细胞极类似于小淋巴细胞，需注意鉴别。）成熟红细胞大小不等，以低色素性小红细胞为主，可见靶形红细胞。粒系、巨核系无明显异常。

（2）巨幼细胞贫血（MA）：骨髓增生活跃或明显活跃。幼红细胞比例增加，以早、中幼阶段为主，各阶段均有巨幼样变。幼红细胞胞体大、核大，核染色质疏松，着色浅；胞质丰富，着色较同期正常红细胞质偏红，表现为"核幼浆老"的发育不平衡状态。成熟红细胞大小不均，大红细胞多见。幼稚及成熟红细胞内均可见 Howell – Jolly 小体。随病变程度不同，粒系、巨核系也可有巨幼变。成熟粒细胞可有核分叶过多现象。

（3）溶血性贫血（HA）：骨髓增生明显活跃。红细胞系显著增生，以中、晚幼红细胞为主，核分裂型幼红细胞多见。幼红细胞胞质边缘可有不规则突起、核畸形、Howell – Jolly 小体等。成熟红细胞大小不均，易见大红细胞、嗜多色性红细胞以及 Howell – Jolly 小体等。

（4）急性再生障碍性贫血（AAA）：多部位骨髓穿刺呈增生减低或明显减低。造血细胞显著减少，淋巴细胞及其他非造血细胞比例增加。粒细胞系多为晚幼及成熟型，红系以晚幼红细胞为主，形态大致正常。巨核细胞明显减少，涂片中大多不能找到，血小板罕见或不见。骨髓小粒中造血细胞被大量脂肪代替，如蜂窝状空架，或为一团纵横交错的纤维团，其间散布着非造血细胞而造血细胞少见，此为典型再障的重要标志。

2. 白血病

（1）急性淋巴细胞白血病（ALL）：骨髓增生极度活跃或明显活跃，原始及幼稚淋巴细胞比例显著增高（60%～80%），以含有较多空泡的大细胞为主。这些细胞核型规则，核染色质细点状、均匀一致，核仁明显、

1个或多个、呈小泡状。胞质量较多，深蓝色，有较多明显的空泡，呈蜂窝状。成熟淋巴细胞较少见。易见核分裂象，易见篮状细胞和退化细胞。粒系、红系、巨核系增生均受抑制。

（2）慢性淋巴细胞白血病（CLL）：骨髓增生明显活跃或极度活跃。淋巴细胞系高度增生，以成熟小淋巴细胞为主，常多于50%，细胞形态与正常淋巴细胞相似；原始和幼稚淋巴细胞少见；易见篮状细胞。粒、红两系比例下降，晚期巨核细胞减少甚至缺如。

（3）急性早幼粒细胞白血病（APL）：多数病例骨髓增生极度活跃，以颗粒增多的早幼粒细胞为主。其细胞形态为圆形、椭圆形或不规则形，大小不一，直径13～20 μm。细胞核相对较小，圆形、椭圆形或有重叠、扭转、大分叶等，常偏于细胞一侧。染色质细致如原粒或呈致密网状，核仁1～3个。胞质丰富，灰蓝色，含有大量大小不等的紫红色嗜天青颗粒；颗粒较浓密，常分布于胞质的一侧、核周或遮盖胞核。有些细胞胞质中可含有几条或几十条呈束状交叉排列的Auer小体，又称作"柴捆细胞"。粒系其他阶段较少见，红系及巨核系增生受抑。

（4）慢性粒细胞白血病（CGL）：有核细胞增生极度活跃。粒细胞系极度增生，各阶段粒细胞均见增多，且以中性中幼粒、晚幼粒增多为主。原粒和早幼粒细胞易见，但原粒少于10%。嗜碱性和嗜酸性粒细胞同时增多。粒细胞大小不一，可见核质发育不平衡现象。核分裂象易见。病变早期，红系比例下降但增生不受影响，巨核细胞可增多，血小板多见；病变晚期红系、巨核系均受抑制。

3. **原发性免疫性血小板减少症（ITP）**

有核细胞增生活跃或明显活跃。巨核系显著增生，但表现为成熟障碍。急性型以原始和幼稚巨核细胞为主，慢性型以颗粒型巨核细胞为主，而产血小板型巨核细胞减少。巨核细胞常有胞质少、含空泡、核分叶及核质发育不平衡等异常改变。全片血小板罕见或不见。如无严重贫血，粒、红两系一般无明显异常。

4. **多发性骨髓瘤（MM）**

骨髓多增生活跃，异常浆细胞占有相当比例，甚至可达70%～95%，常成堆出现，特别是片尾。瘤细胞呈圆形或卵圆形，体积大小不均，直径15～30 μm；细胞核圆形，可出现凹陷、分叶等畸形，常偏位，染色质较正常浆细胞细致，常不呈轮辐状而为粗网状排列，可有1～2个大而清楚的核仁。胞质较丰富,边缘常不整齐,染深蓝、灰蓝或灰红色,不透明,可有空泡,常见少许嗜天青颗粒;可见双核或多核瘤细胞。红细胞、粒细胞及巨核细胞系常受抑制;可见成熟红细胞呈缗钱状排列。

六、病例分析思考题

患者,男,45岁。发热、咳嗽、咳痰5天。患者5天前无明显诱因出现咳嗽、咳痰,咳少量黄痰,伴发热,体温最高39.5 ℃。服用退热药物后体温可降至正常,但容易反复,稍感头晕。活动后有胸闷、气促、左上腹部疼痛,无血尿、尿频,无恶心、呕吐,无头晕、头痛,无意识障碍,无皮肤红肿热痛等。患者起病以来,精神、食欲、睡眠较差,大小便正常,近6个月来体重较前下降约6 kg。

查体:T 38.8 ℃,P 114 次/分,R 19 次/分,BP 126/74 mmHg。神清,精神疲倦。轻度贫血貌,全身皮肤、黏膜无黄染,全身浅表淋巴结未触及肿大。胸骨无压痛。双侧肺呼吸音粗,未闻及明显干、湿啰音。心律整齐,各瓣膜听诊区未闻及病理性杂音。腹软,全腹无压痛、反跳痛,脾脏肋下2 cm,质软,无触痛,肝肋下未触及,双下肢无水肿。四肢肌力、肌张力正常,病理征未引出。

实验室检查结果:WBC 305.96 × 10^9/L,NE% 89.5%,LYM% 2.6%,MO% 2.5%,EA# 3.04 × 10^9/L,BA# 13.46 × 10^9/L,RBC 3.61 × 10^{12}/L,HGB 93 g/L,HCT 0.281,PLT 1111 × 10^9/L;CRP 202.94 mg/L,PCT 0.411 ng/mL;PT 15.3 s、INR 1.32、PTA 67.0%、TT 13.4 s、FIB 6.50 g/L、APTT 39.5 s、D-dimer 0.70 μg/mL、AT-Ⅲ 70.70%。[参考区间:WBC (3.5～9.5) × 10^9/L,NE% 40%～75%,LYM% 20%～50%,MO% 3%～10%,EA# (0.02～0.52) × 10^9/L,BA# 0～0.06× 10^9/L,RBC (4.3～5.8) × 10^{12}/L,HGB 130～175 g/L,HCT 0.4～0.5,PLT (125～350) × 10^9/L;CRP 0.068～8.2 mg/L,PCT <0.046 ng/mL;PT 9.8～13.2 s、INR 0.85～1.2、PTA ≥70%、TT 14～21 s、FIB 2～4 g/L、APTT 22～34 s、D-dimer ≤0.5 μg/mL、AT-Ⅲ 75%～125%]。尿液检查、粪便检查无异常。

(1) 请结合临床资料,分析实验室检查结果,作出初步诊断。
(2) 为明确诊断,可做哪些实验室检查项目?

进一步检查结果如下：骨髓检查：骨髓增生明显活跃，粒系＝96.5%，红系＝1.0%，粒/红＝96.5。粒系增生活跃，比值增高占96.5%，各阶段细胞形态未见明显异常，嗜碱性粒细胞、嗜酸性粒细胞可见。红系增生受抑制，成熟红细胞大小略不等，淋巴细胞比值明显减低，单核细胞未见明显异常，浆细胞分类中未见。全片可见巨核细胞26个，血小板成簇或成堆分布。

白血病融合基因定性检测：检测出 BCR/ABL1（p210）融合基因阳性。

骨髓病理活检：（骨髓）送检穿刺少许骨髓组织，仅见数堆有核细胞，粒系灶性增生明显活跃，以中、晚阶段细胞为主，散在或片状分布。红系增生低下，中、晚阶段细胞散在分布。巨核细胞增多，6～12个/HPF，部分为分叶核，部分为单圆核及多圆核。淋巴细胞、浆细胞可见。

（3）根据上述检查，可以明确诊断什么疾病？请与类白血病反应作鉴别。

下面是本章案例分析及答案。

本章案例分析及答案二维码

第四章 出血、血栓性疾病的实验诊断

一、临床案例

患者,男,59岁,2个月前无明显诱因出现腹胀,伴双下肢水肿及双下肢皮肤瘙痒,有腹泻。2日前为进一步诊治,来院就诊。现偶有双下肢皮肤瘙痒,无腹痛、腹胀,无恶心、呕吐,无呕血,无畏寒、发热,无咳嗽、咳痰不适。患者自述嗜酒30余年,饮白酒,每日具体饮酒量不详,已戒酒4月。

查体:T 36.5 ℃,P 76次/分,R 20次/分,BP 132/78 mmHg。肝病面容,神志清楚。可见肝掌,余全身皮肤无黄染、出血点、瘀点瘀斑及蜘蛛痣,巩膜轻度黄染。全身浅表淋巴结未触及肿大。双肺呼吸音清,未闻及干、湿啰音。腹部膨隆,未见腹壁静脉曲张。肝、脾脏肋下触诊不满意。腹部无压痛,腹部包块未触及。移动性浊音阴性,肠鸣音正常,双下肢轻度水肿。

实验室检查结果:WBC 4.33×10^9/L,NE% 51%,LYM% 33.2%,RBC 3.47×10^{12}/L,HGB 116 g/L,HCT 0.331,MCV 95.5 fL,MCH 33.4 pg,MCHC 349 g/L,PLT 69×10^9/L。AMM 98 μmol/L。GLU 6.62 mmol/L。ALT 55 U/L,AST 88 U/L,ALP 294 U/L,GGT 137 U/L,ADA 46.4 U/L,TBIL 145.9 μmol/L,DBIL 88.6 μmol/L,IBIL 57.30 μmol/L,TBA 193.1 μmol/L,TP 76.7 g/L,ALB 24.1 g/L,GLB 52.60 g/L,A/G 0.46。BUN 6.1 mmol/L,CREA 36.4 μmol/L,UA 161 μmol/L。乙肝五项定量检测结果均阴性。

腹部(彩超)提示肝脏实质弥漫性增粗、脾大、脾静脉增宽及脐静脉开放;胃冠状静脉开放,食管胃底静脉曲张,胃 - 左肾静脉分流。

(1) 试分析实验室检查结果，并作出初步诊断。

(2) 凝血功能检查结果：PT 15.6 s、APTT 33.3 s、Fg 1.96 g/L、PT-INR 1.37、D-dimer 0.82 mg/L FEU、AT-Ⅲ 34.1%，FDP 2.3 μg/mL。根据此结果请作出诊断，并分析原因。

二、毛细血管抵抗力试验

【要求】掌握毛细血管抵抗力试验的原理、操作方法、结果判断。

【原理】本试验又称毛细血管脆性试验或束臂试验。在一定的时间内给毛细血管壁施加一定的压力，并维持一定时间，可使毛细血管通透性增加而出血，用出血点的多少来反映毛细血管壁的完整性及其功能状态，间接反映血小板的数量与质量。

【器材】血压计、听诊器、记号笔、刻度尺、直径 5 cm 的圆形硬纸片、计时器。

【操作】

(1) 以受试者前臂屈侧肘窝下 4 cm 处为圆心，用记号笔画一个直径为 5 cm 的圆，在光线充足的环境下，仔细观察圆圈内有无出血点，若有可用记号笔进行标记。

(2) 将血压计的气袖束于有标记的上臂，先测量血压，再使压力维持在收缩压和舒张压之间，一般不超过约 12 kPa（90 mmHg）。时间维持 8 min，去气袖。待皮肤颜色恢复正常（约 2 min），记数圆圈内新出血点的数目。

【新出血点参考区间】成年男性新出血点数小于 5 个，成年女性新出血点数小于 10 个。

【注意事项】

(1) 血压测定要准确，加压时间准确控制在 8 min。

(2) 女性在经期、服用抗血小板的药物等时，可使本试验出现假阳性。

三、出血时间测定

【要求】掌握出血时间测定的原理、操作方法及不同方法的优缺点。

【原理】在一定条件下刺破（或切割）皮肤毛细血管后，记录血液自然流出到自然停止所需要的时间，即为出血时间，与血小板的数量、质量和血管壁的结构和功能有关。

【器材及试剂】以出血时间测定器测定法为例。需配备血压计、出血时间测定器、秒表、滤纸条、100 mmol/L（25 g/L）碘酒、消毒酒精。

【操作】

（1）血压计气袖束于上臂，充气并使压力维持在约 5 kPa（40 mmHg）（儿童减半）。

（2）于前臂尺侧肘窝下 5 cm 处进行常规消毒，将测定器垂直贴于皮肤表面，使刀片的走行与前臂长轴平行，按下按钮，同时启动秒表计时，移开测定器。

（3）自滤纸条的一端开始，每隔 30 s 吸血一次，直至流血停止，同时按下秒表停止计时，所需时间即为出血时间。要求血斑间距 3～5 mm，勿接触伤口。

【出血时间参考区间】Duke 法：1～3 min（超过 4 min 为异常）。
TBT 法（SimplateⅡ型）：2.3～9.5 min（超过 10 min 为异常）。

【注意事项】

（1）测试时，应避开瘢痕、冻疮、水肿或有明显血管走行处。

（2）严格消毒，检查后防止伤口感染。

（3）试验前 1 周禁用抗血小板血药物。

（4）Duke 法因敏感性差，属于淘汰项目。

四、凝血时间测定

【要求】掌握凝血时间（clotting time，CT）测定原理及临床应用，记住 CT 测定参考值。

【原理】CT 是检查内源性凝血途径相关因子的筛选试验。血液注入玻璃试管后，首先激活因子Ⅻ（为Ⅻa），依次激活内源及共同凝血途径的相关因子；包括形成凝血酶原激活物、凝血酶及纤维蛋白复合物而使完成凝血过程。其间所需时间即为 CT。

【试剂和器材】

（1）静脉采血用器材。

（2）内径6 mm、长75 mm的清洁干燥试管3支。

（3）37 ℃恒温水浴箱、秒表。

【操作】

（1）3支试管分别标明1、2、3。

（2）常规消毒，采静脉血约3.5 mL，取下针头，分别注入3只试管，每管1.0 mL，置于37 ℃水箱；自血液流入注射器起开启秒表计时。

（3）当3.3 min时，取出标1的试管，缓慢倾斜至40°左右，观察血液是否流动，若未凝固立即放回水箱，每30 s检查一次，直至血液不再流动为止。第一管凝固后，同法检查第二和第三管，分别记录凝固时间，以第三管凝固所需时间为最终测定值。

【注意事项】

（1）采血要顺利，静脉血管明显者，最好不加压脉带，以免组织液、气泡等混入，影响测定结果。

（2）试管要清洁、干燥，规格一致（内径6 mm、长75 mm）。内径愈大，凝血时间愈长。

（3）试管的倾斜角度不宜大于45°，过大则缩短凝血时间。水箱温度应控制在37±0.5 ℃左右。

（4）本法有被活化部分凝血活酶时间取代的趋势。如需筛查亚临床型、轻型、中型血友病，应以硅化试管法进行凝血时间测定。

【凝血时间参考区间】普通试管法：6～12 min；硅管法：15～32 min。

五、血浆凝血酶原时间测定（仪器法）

【要求】掌握凝血酶原时间（prothrombin time，PT）测定原理和操作方法。

【原理】PT是在体外满足外源性凝血全部条件后的血浆凝固所需的时间。在待检血浆中加入过量的含钙组织凝血活酶，使凝血酶原转变为凝血酶，后者使纤维蛋白原转变为纤维蛋白，测定从加入试剂到血浆凝固所需的时间，即为PT。

【试剂和器材】

（1）加样枪、吸头。

(2) 标本杯、磁珠。

(3) 小试管。

(4) PT 试剂盒。

【标本】真空采血,将血液注入带有蓝色头盖及标签的真空管,内含 109 mmol/L 枸橼酸钠抗凝剂量 0.2 mL。采血至 2.0 mL 刻度静脉血,可保证血液与抗凝剂之比为 9∶1。将抗凝全血采用 3000 r/min 离心 10 min,制备乏血小板血浆(PPP)。

【操作】

参照全自动血凝仪简易操作。

【仪器法测定血浆凝血酶原时间参考区间】应建立实验室所用测定方法相应的参考区间。PT 正常值质控血浆测试,凝固时间为 10.8～13.5 s;异常值质控血浆测试,凝固时间为 16.0～21.0 s。

【注意事项】

(1) 应使用对凝血因子无激活作用的塑料制品或硅化的玻璃器械收集标本,如硅化试管规划注射器等。所用试管必须洁净、干燥、无划痕。

(2) 采血要顺利,否则可能激活凝血因子。采血时静脉压迫时间过长可引起局部纤溶活化。

(3) 血液与抗凝剂要充分混匀。

(4) 采血后宜 2 h 内完成测定。

六、血浆凝血酶原时间测定(手工 Quick 一步法)

【要求】掌握血浆凝血酶原时间(PT)测定原理、报告方式及参考值,熟悉操作方法。

【原理】脑、胎盘、肺等组织,富含组织凝血活酶(FⅢ)及磷脂,将其过量的浸出液及 Ca^{2+} 加入血浆中,在 FⅦ、FⅤ 等参与下,完成外源性凝血途径的第一阶段(凝血酶原激活物形成),进而完成凝血全过程。本试验主要是检查参与外源性凝血第一阶段的有关因子的状况,但也受 FⅩ、FⅠ、FⅡ 等凝血因子的影响。

【试剂和器材】

(1) 组织凝血活酶浸出液:兔脑粉 0.15 g,浸于 2.5 mL 生理盐水中,置 37 ℃孵育 30～45 min,其间振荡 2～3 次,液体分层后,使用上清液。

（2）109 mmol/L 枸橼酸钠溶液（现配）。

（3）25 mmol/L $CaCl_2$ 溶液（现配）。

（4）采血用器材。

（5）13 mm×100 mm 试管、刻度吸管、100 μL 加样器、洗耳球、离心机、表面皿、有钩针头或玻璃棒、秒表、37 ℃ 水箱、吸墨纸或脱脂棉。

【操作】

（1）参照 PT 测定程序，空腹采集静脉血并离心制备乏血小板血浆（PPP）。

（2）以多份正常人血浆混合液作正常对照。

（3）表面皿放 37 ℃ 预温 5 min，加血浆、兔脑浸出液及 $CaCl_2$ 溶液各 0.1 mL 于 3 个邻近部位。

（4）预热 2 min 后，用带钩针头或玻棒将三者混合，同时启动秒表。作用 8 s 后轻挑血浆，此后，每隔 1 s 挑动一次，直至出现纤维蛋白丝，停止计时，读取时间（秒）。重复 3 次，求平均值。

（5）同法测定对照血浆，求其 PT 值。

【注意事项】

（1）采血一定要顺利。采用已硅化的玻璃注射器或塑料注射器为好。

（2）离体后的标本要求室温下 2 h 内、冰箱贮存 4 h 内完成试验，以免凝血因子活性下降而影响 PT。

（3）水箱温度要求 37±0.5 ℃，使玻璃管底部有尽量大的面积与温水接触。

（4）挑丝勿频繁，光线要充足，以免延误对微细纤维蛋白丝的观察。

（5）试管法 PT 测定亦是常用的方法之一，所用试剂同上。不同的是反应在试管中进行。将血浆及兔脑浸出液加入管内，水箱平衡温度后，再加钙离子溶液，同时启动秒表，8 s 后，取出试管并使其不时倾斜，以观察液体流动情况。若开始出现颗粒状浑浊，即停止计时，读取时间（秒）即 PT 值。此外，仪器法具快速、抗干扰、多参数等优点，有条件的实验室应推广使用，不足之处是费用高。

（6）由于兔脑粉的制备、FⅢ 的浸出、每次操作使用的环境等条件不同，测定值也略有变动。所以，每次测定均应设正常对照来判断结果。

【报告方式】

(1) 直接报告：待检者 PT（s）；正常对照 PT（s）。

(2) 凝血酶原比值（PTR）：PTR = 待检者 PT/正常对照 PT。

(3) 国际标准化比值（INR）即 PTR^{ISI}，ISI 为国际敏感度指数。ISI 越低，试剂对凝血因子功能降低的敏感度越高。ISI 测定方法是：多份凝血水平不一血浆（含正常人及口服抗凝剂者），用已知 ISI 的参考品测定其 PTR，再用待标定的组织凝血活酶测定其 PTR（记为 PTR'），以 logPTR 为纵坐标，logPTR' 为横坐标制图，以回归求直线斜率，待标定组织凝血活酶的 ISI = 已知 ISI × 斜率，INR 的计算是：INR = PTR^{ISI}。

【手工 Quick 一步法测定血浆凝血酶原时间参考区间】

(1) PT：11～13 s。超过正常对照值 3 s 以上为异常。

(2) PTR：1.0 ± 0.05。

(3) INR：1.0 ± 0.1，用于口服抗凝药监测时，国人 INR 控制在 2.0～3.0 较为安全。

七、活化部分凝血活酶时间测定

【要求】掌握活化部分凝血活酶时间（activated partial thromboplastin time，APTT）测定原理和操作方法。

【原理】APTT 是在体外满足内源性凝血全部条件后的血浆凝固所需的时间。在 37 ℃条件下，以白陶土（激活剂）激活因子Ⅻ，以脑磷脂（部分凝血活酶）代替血小板提供凝血的催化表面，再加入适当的 Ca^{2+} 即可满足内源性凝血的全部条件。测定从加入 Ca^{2+} 到血浆凝固所需的时间即为 APTT。

【器材】同 PT 测定。

【试剂】

(1) APTT 试剂：含激活剂白陶土、硅藻土或鞣花酸及部分凝血活酶脑磷脂，液体试剂混匀后直接使用，冻干试剂需用蒸馏水溶解再使用。

(2) 25 mmol/L 氯化钙溶液：无水氯化钙 2.775 g 溶于 1000 mL 蒸馏水。

(3) 正常参比血浆。

【标本】同 PT 测定。

【操作】

参照全自动血凝仪简易操作。

【活化部分凝血活酶时间参考区间】APTT 正常值质控血浆测试，凝固时间为 25.0～35.0 s；异常值质控血浆测试，凝固时间为 40.0～50.0 s。

【注意事项】

（1）试剂。试剂质量对 APTT 测定结果影响很大，不同的部分凝血活酶试剂，其质量也不同。一般选用对因子Ⅷ、Ⅸ、Ⅺ在血浆浓度为 200～250 U/L 时灵敏的试剂。激活剂因规格不一，其致活能力不同，因此参比值有差异。如果正常参比血浆 APTT 明显延长，则提示 APTT 试剂质量不佳。

（2）标本。采血后应尽快检测，最迟不超过 2 h。被检血浆放置过久，凝固时间有缩短的倾向。

（3）测定。血浆加 APTT 试剂后的温浴时间不得少于 3 min。时间过短，APTT 延长。

（4）其他同 PT 测定。

八、纤维蛋白原含量测定

【要求】掌握纤维蛋白原（fibrinogen，Fg）含量测定凝血酶法（Clauss method）的原理和操作方法。

【原理】纤维蛋白原与凝血酶作用形成不溶性纤维蛋白，因而血浆在加入凝血酶后即逐渐凝固，凝固时间与血浆中纤维蛋白原的浓度呈负相关。以国际标准品为参比血浆制作"凝固时间（s）－纤维蛋白原浓度（g/L）"标准曲线。测定被检测血浆的凝固时间，被检血浆的纤维蛋白原含量即可从标准曲线上查得。

【器材】同 PT 测定。

【试剂】

（1）纤维蛋白原参比血浆（冻干品）。

（2）凝血酶（冻干品）。

（3）巴比妥缓冲液（barbital-buffer saline，BBS）：取巴比妥钠 5.875 g，氯化钠 7.335 g，溶于 750 mL 蒸馏水中，加入 0.1 mol/L 盐酸 215 mL，调节 pH 至 7.35，加蒸馏水至 1000 mL。

【标本】同 PT 测定。

【操作】

参照全自动血凝仪简易操作。

【纤维蛋白原含量参考区间】正常值范围为 2～4 g/L；成人：2.00～4.00 g/L；新生儿：1.25～3.00 g/L。

【注意事项】

（1）试剂：凝血酶法对参考品的要求高，故必须保证参比血浆的质量。

（2）复溶：凝血酶复溶后，置于 4～6 ℃环境下可保存 2 天。

（3）测定：血浆加 APTT 试剂后的温浴时间不得少于 3 min。时间过短，APTT 延长。

附：全自动血凝仪简易操作

1. 开机准备

（1）仪器：需要检查反应杯是否放满；洗液瓶是否注满蒸馏水，废液瓶是否清空。

（2）样本：静脉血［血凝管（枸橼酸钠 9∶1）］，3000 r/min 离心 15 min 后取血浆备用。

（3）试剂：选择所需的试剂按说明书充分溶解，放入试剂位备用。清洗液 CA Clean™ Ⅰ 相应放入 Ⅰ 号和 Ⅱ 号位，缓冲液 Buffer 放入 B 号位。

2. 开机

（1）打开仪器总开关，仪器进入自检。

（2）自检完毕，按"Rinse Probe"，选 set 键，进入洗针程序。

（3）将离心好的待测血浆放入样本架（从右到左）准备检测。

（4）输入样本号："主菜单"→"ID NO. Entry"→"输入数字"→"ENTER"→"QUIT"。

（5）输入待检项目："主菜单"将光标移到已编好的样本号，直接点击需要检测的项目，使"－"变为"O"。

（6）开始检测：按屏幕右上角"Start"键，从第一个样本开始检测选择"First tube"；如不从第一个样本检测，则需要选择"Continue"。

3. 关机

（1）关机前需要清洗针："Special Menu"→"Rince Probe"→

"Set"。

(2) 将实验所用的试剂放入冰箱，清洗废液瓶、垃圾箱，关闭电源。

4. 结果打印

主界面下方选择 "Stored Data" → 按上下键选择需要打印的结果 → "Mark" → "More" → "Out Put" → "Marked" → "IP List"。

九、D-二聚体检测

【要求】掌握 D-二聚体（D-dimer，DD）测定（胶乳凝集法）的原理及临床应用，了解试验方法及结果判定。

【原理】将抗 D-dimer 单克隆抗体（DD-McAb）标记在固相载体胶乳颗粒上，使其与待测血浆混合，血浆中如含 0.5 mg/L 以上的 DD，则可形成肉眼可见的凝集反应，为阳性。

【试剂和器材】

(1) D-二聚体试剂盒（含阳性对照血浆）。

(2) 109 mmol/L 枸橼酸钠溶液。

(3) 采血用器材及试管、加样器、玻棒等。

【标本】同 PT 测定。

【操作】

(1) 采用 PT 测定采血程序，真空采集静脉血并抗凝，离心后制备乏血小板血浆（PPP）。

(2) 将阳性对照及待测血浆 1∶5 稀释，分别取稀释标本和未稀释标本 20 μL，分别加入等量的抗 D-二聚体单克隆抗体标记的胶乳颗粒中，迅速混匀，置室温 2 min，观察结果。

【结果判定】出现肉眼可见的凝集为阳性，无明显颗粒或凝集为阴性。

【注意事项】

(1) 采血要迅速，分离血浆后 1 h 内测定完毕，或置于 -20 ℃ 环境保存，但保存时间不超过 1 周。

(2) D-dimer 较其他 FDP 稳定，-20 ℃ 下可长期保存，用时可置于 37 ℃ 水箱中复温。

(3) 类风湿性关节炎、深静脉血栓、卵巢癌、动脉瘤、肺栓塞、急性早幼粒细胞白血病等患者 D-dimer 水平也会增高。

（4）D-dimer 阳性，通常作为区别原发和继发性纤维蛋白溶解的重要指标。

（5）试验时以试剂盒说明书为准。有条件者应采用 ELISA 法进行测定。

【D-dimer 参考区间】

正常人：阴性，相当于 D-dimer 含量 <0.5 mg/L。

十、病例分析思考题

患者，女，41 岁，停经 55 天，阴道流血超过 6 h 来院就诊。该患自述月经规则，周期 30 天，经期 5 天，经量适中，末次月经是 2021 年 12 月 21 日。2022 年 1 月 16 日自测怀孕，门诊就诊，因既往胚胎停育 3 次被诊断"易栓症"，故即开始口服黄体酮胶囊及阿司匹林等药物，皮下注射依诺肝素钠安胎治疗。2 月 10 日查彩超提示"可见卵黄囊未见明显胚芽回声"，考虑胚胎停育，故停止以上药物治疗，嘱复查彩超。该患无腹痛、阴道流血。于 2 月 13 日 20：00 时左右进食海鲜后，出现头痛、头晕、眼睑水肿、腹痛、阴道流血等症状来院就诊，无腹泻、恶心、呕吐等不适，抽血时皮肤针眼处可见活动性出血，血液不凝，同时该妇自觉阴道流血增多，约完全浸湿 3 片卫生巾，未见肉样组织物排出。该患者于 2010 年剖宫产 1 次。2019 年试管婴儿辅助生殖 1 次，胚胎停育。2021 年因宫腔粘连行宫腔镜探查术＋宫腔粘连松解术。既往体检发现子宫腺肌症，未治疗。否认肝炎、结核等传染病史。否认心脏病、糖尿病、肾病等病史。

查体：T 36.8 ℃，P 78 次/分，R 20 次/分，EP 114/75 mmHg。全身皮肤、黏膜无黄染。全身浅表淋巴结未触及肿大。双眼睑浮肿，无充血，巩膜无黄染。双侧肺呼吸音清，未闻及干、湿啰音。心律整齐，未闻及病理性杂音。腹平软，下腹部可见一陈旧性手术疤痕，无压痛及反跳痛。肝脾肋下未触及，双肾区无叩击痛，移动性浊音阴性，肠鸣音正常。外阴发育正常，可见血污，阴道通畅，内积不凝新鲜血液，宫颈光滑，宫口闭，未见组织物堵塞，宫颈管可见缓慢活动性出血。

实验室检查结果：PT ＞120 s、TT 197.2 s、Fg ＜0.3 g/L、APTT

167.2 s。HBsAg（-），HBeAb（-），HBcAb（-），HBsAb（+），HBeAg（-）。

（1）试分析检验结果并作出初步诊断，应作哪些鉴别诊断？

对该患者立刻行清宫术，术后出现阴道流血，血液不凝，量多，出血共约1000 mL。急诊查凝血功能、生化检查。检查结果：PT >70.8 s、INR 8.59、TT 76.9 s、PTA 9%、Fg <0.3 g/L、APTT 100.5 s、D-dimer 495.00 μg/mL。葡萄糖 6.08 mmol/L、肌酐 24.0 μmol/L、总胆红素 38.43 μmol/L、直接胆红素 10.44 μmol/L、间接胆红素 27.99 μmol/L、谷丙转氨酶 38.0 U/L、谷草转氨酶 34.5 U/L、乳酸脱氢酶 796.8 U/L。4 h后复查血常规，检查结果：WBC 19.49×10^9/L，NE% 96.1%，RBC 3.43×10^{12}/L，HGB 100 g/L，HCT 0.301，PLT 64×10^9/L。两日后复查血常规，检查结果：WBC 6.02×10^9/L，NE% 50.9%，RBC 2.86×10^{12}/L，HGB 83 g/L，HCT 0.256，PLT 79×10^9/L。

（2）请分析上述检验结果，作出进一步诊断，并试分析病因。

下面是本章案例分析及答案。

本章案例分析及答案二维码

第五章　体液检测

一、临床案例

患者，女，9岁，眼睑浮肿3天。患者3天前无明显诱因下出现双眼睑浮肿，无泡沫尿，无肉眼血尿，无气促、发绀，无发热、抽搐，无咳嗽、咳痰，无呕吐、腹泻，无进行性面色苍白，无大汗淋漓，无皮疹，无头痛、头晕，无尿少。至当地医院查尿常规示：隐血（3+），未予特殊治疗。自起病以来，患者神志清楚，反应可，食欲、睡眠欠佳，大小便未见异常。2周前有上呼吸道感染病史。既往无特殊。

查体：T 36.3 ℃，P 104 次/分，R 20 次/分，BP 106/45 mmHg，Wt 28 kg。神志清楚，精神稍疲倦，无皮疹，咽充血，双侧扁桃体Ⅰ度肿大，无脓点。双眼睑浮肿，双肺呼吸音粗，未闻及啰音。心音有力，律齐，各瓣膜听诊区未闻及杂音。腹部平坦，腹肌软，肝脾肋下未触及肿大，肠鸣音正常，移动性浊音阴性。四肢活动自如，肢端暖，病理征阴性。

实验室检查结果：WBC 5.05×10^9/L、NE% 48.0%、LYM% 37.6%、RBC 4.09×10^{12}/L、HGB 115 g/L、PLT 313×10^9/L；尿 SG 1.032、尿 PRO（-）、尿 WBC（2+）、尿 BLD（2+）、尿镜检 WBC 25/μL、尿镜检 RBC 15/μL；ALB 37.4 g/L，ASO 974 IU/mL；PCT 0.055 ng/mL。血脂检查正常。[参考范围：WBC（4～10）$\times 10^9$/L，RBC（4～4.5）$\times 10^{12}$/L，PLT（100～300）$\times 10^9$/L，NE% 40%～75%，LYM% 20%～50%；尿常规：SG 1.003～1.030，URO（-或±），其余-。尿镜检 RBC 0～3个/HPF，尿镜检 WBC 0～5个/HPF；ALB 40～55 g/L，PCT 0～0.046 ng/mL，ASO 0～116 IU/mL]

（1）请分析实验室检查结果，结合临床资料作出初步诊断。

（2）为明确诊断，可做哪些实验室检查？

（3）应与哪些疾病相鉴别？依据是什么？有哪些实验室检查有利于

鉴别诊断？

二、尿液一般性状检验

（一）尿液外观检查

【要求】掌握观察尿液的颜色和透明度的方法。

【原理】尿液颜色源于尿色素及尿胆原，受食物、药物及尿液浓缩程度的影响。尿液透明度与尿中有形物质或不溶性物质的含量有关。

【器材】100 mL 无色玻璃瓶（或塑料瓶），大试管（15 mm × 150 mm）。

【操作】将尿液收集于无色玻璃瓶或塑料瓶内，在自然光下直接用肉眼观察其外观性状，或转入大试管内观察。直接报告尿液的颜色及透明度，颜色以红色、淡黄色、深黄色、乳白色或咖啡色等表示，透明度用清晰透明、微混、混浊等字样表示。

【注意事项】

（1）尿液观察以新鲜尿液为准。部分青年女性尿液，常因阴道黏膜分泌的黏蛋白、少量上皮细胞或白细胞的混入，略加放置后稍有混浊，无实际临床意义。

（2）尿色受某些食物或药物的影响，如食入大量胡萝卜，服用痢特灵、大黄和黄连等，均可使尿液呈黄色，但振荡后所产生的气泡无色，而黄疸尿液的气泡呈黄色；应用氨基比林或碱性尿液中有酚红时，尿液呈红色，但不难与血尿（红或暗红，混浊而无光泽）区别，进一步可通过化学检查或显微镜检查鉴别。

（3）新鲜尿液含盐类浓度过高，尤其是尿酸盐排出时遇冷易析出结晶，使尿液变混，其混浊尿液可按下列程序进行初步鉴别（图 5-1）。

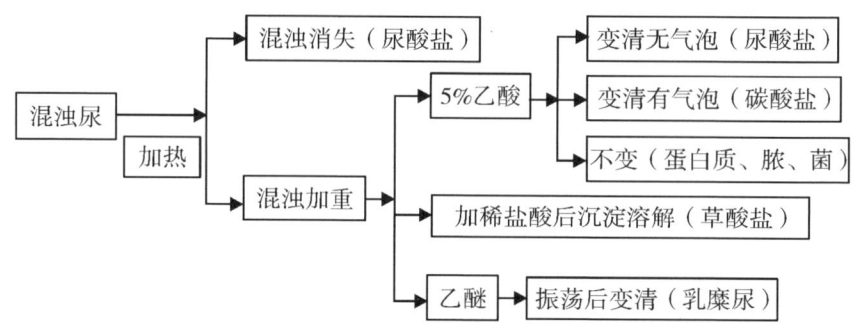

图 5-1 混浊尿的鉴别

【尿液外观参考区间】正常尿液为淡黄色、透明。

（二）尿量测定

【原理】采用有刻度的容器测定一定时间内尿量。

【器材】量杯或量筒、3000 mL 容器。

【操作】清晨将尿液排空后弃去，用洁净容器留取一定时间内尿液，混合后准确量取尿量。测定时应精确至毫升。气温高时注意防腐。

【尿量参考区间】正常成人尿量 1000～2000 mL/24 h。

（三）尿比重测定

1. 比重计法（浮标法）

【要求】熟悉比重计的构造、使用方法。

【原理】尿中所含溶质越多，单位体积的尿液密度越大，对比重计的浮力就越大，浸入尿液中的比重计部分则越小，读数（尿比重值）越大；反之，读数越小。

【器材】

（1）比重计 1 套，包括比重计和比重筒。

（2）尿杯、100 ℃水银温度计。

【操作】

（1）加尿液：斜持比重筒，将充分混匀的尿液沿筒壁缓缓倒入，以能悬浮起比重计为宜，避免激起气泡，若有气泡可用吸水纸吸去。将比重筒垂直竖于水平工作台。

（2）放置比重计：将比重计轻轻放入并加以捻转，使其垂直悬浮于尿中，勿接触筒壁。

（3）读数：待比重计悬浮稳定后，读取与尿液凹面相切的刻度，并记录。

【注意事项】

（1）尿液温度与比重计上标明的温度不一致时，经校正后报告比重值，每高 3 ℃将测定结果加 0.001，每低 3 ℃将测定结果减去 0.001。

（2）尿中含有大量糖、蛋白可使尿比重增高，当尿中葡萄糖每增加 10 g/L，比重减去 0.004；尿中蛋白每增加 10 g/L，比重减去 0.003。

（3）盐类析出影响比重测定，因尿酸或其他盐类所致的沉淀可水浴（37 ℃）使其溶解，待尿温降至比重计所标温度时即可测定。

（4）浮标上若有蛋白及盐类物质沉积，会影响结果的准确性，因此每次测定完毕均应用纯净水冲洗干净，若有上述物质附着，需用清洁液洗净后使用。

（5）尿液过少不足以浮起比重计时，应重新留尿测定。

2．折射仪法

【要求】了解折射仪的工作原理、使用方法。

【原理】折射率与媒质的密度有关，密度越高，折射率越大；另外折射率也与光的波长及温度有关。∏ 表示在 20 ℃时用钠蒸气灯发出的 D 线（589 nm）来进行测定的某物质的折射率。经过大批量尿标本的研究，当前已经建立了折射率、比重和总固体量的经验公式。将数字列成线图刻在目镜系列的适当位置中，测量时直接读数即可确定比重。

【器材】临床折射仪、尿杯、滴管、吸水纸。

【操作】按说明书进行，一般程序如下：

（1）接通电源，测试前必须用蒸馏水调整基准线位置。使边界线重合在测比重为 1.000，测血清蛋白为 W，测折射率为 1.330 刻线上。

（2）标本测定程序：擦干标本室和标本盖上的蒸馏水，在标本室内滴入足够的尿样，盖上塑料盖，通过接目镜读取数值。

【注意事项】

（1）因尿酸盐所致的混浊可加温溶解后再测定，切不可弃去盐类结晶。

（2）有细胞等有形成分时应离心后测定上清液。

（3）当尿中葡萄糖每增加 10 g/L，比重减去 0.004；尿中蛋白每增加

10 g/L，比重减去 0.005。

3．化学试带法

【要求】熟悉化学试带法测定尿比重的原理、使用方法。

【原理】采用多聚电解质离子解离法。化学试带上含有多聚电解质（甲氧乙烯顺丁烯二酸）、酸碱指示剂（溴麝香草酚蓝）及缓冲物。预先处理过的多聚电解质其电离常数的负对数（pKa）与尿中离子成分的浓度相关。在测试过程中，尿中以盐类形式存在的电解质在水溶液中解离出的阳离子，可使多聚电解质置换出 H^+。尿中离子成分的浓度越高，置换出的 H^+ 浓度越高，而使膜块中的 pH 改变。这种改变可由膜块中的指示剂（溴麝香草酚蓝）的颜色变化显现出来，进而换算成尿液的比重值。

【器材】试剂带、尿杯、吸水纸。

【操作】将试剂带浸入尿中 1～2 s，取出吸去多余尿液。在自然光下将试剂带与标准色板比色，读取结果并报告。也可在尿液分析仪上比色，仪器自动打印结果。

【注意事项】

（1）尿样杯应清洁，勿被酸、碱性物质污染。

（2）尿 pH 对测定结果有影响，pH 超过 6.5，结果加 0.005；pH 超过 8.0，结果加 0.01。

（3）尿中蛋白增加对化学试带法结果有影响，应进行校正，尿中蛋白每增加 10 g/L，比重减去 0.006。而尿糖增加对化学试带法结果无影响。

【尿比重参考区间】

正常成人在普通膳食条件下尿比重约为 1.015～1.025，晨尿约 1.020 左右；随机尿为 1.003～1.030；新生儿为 1.002～1.004。

三、尿液化学检验

（一）尿液酸碱度测定

1．pH 广泛试纸法

【要求】了解 pH 广泛试纸法测定尿液 pH 的原理及方法。

【原理】同普通的酸碱度测定一样，pH 广泛试纸是多种指示剂混合的试带，其 pH 范围在 1～14、灵敏度约为 0.05，试带遇酸呈现红色，遇碱变为蓝色。显色范围为棕红至深黑色，试带显色后与标准色板比较即可测得尿液 pH 近似值。

【器材】试管或尿样杯。

【试剂】pH 广泛试纸一套，包括试带和标准色板。

【操作】具体按说明书操作。取试纸 1 条，将其一端浸入尿液约 1 s 取出，在自然光线下与标准色板比色，读取尿液 pH。

【注意事项】

（1）密封、避光、干燥保存，远离酸碱性物质以防失效。

（2）标本应新鲜测定，放置过久会因细菌繁殖或丧失挥发性酸而使 pH 测定值升高。

2．干化学试带法

【要求】了解常用干化学试带法测定尿液 pH 的原理及方法。

【原理】本法也是利用酸碱指示剂，模块区含有甲基红（pH 4.6～6.2）和溴麝香草酚蓝（pH 6.0～7.6），两种酸碱指示剂适量配合可测试尿液酸碱度。

【器材】试管或尿样杯。

【试剂】尿多联化学试带、标准色板。

【操作】具体按说明书操作。将试带用尿液浸湿后与标准色板比色，1 min 内读取 pH，也可在尿液分析仪上比色，仪器自动打印结果。

【注意事项】

（1）试带应在干燥、避光处保存，注意保质期，定期用质控液进行检测。

（2）标本应新鲜测定，否则细菌繁殖会使 pH 升高。或因丧失挥发性酸而影响测定的准确性。

（3）尿液 pH 还可作为其他检查项目的质控指标，若 pH<3 或 pH>9 均会影响其他检测结果，如蛋白、比重等，应按规定进行调整。

【尿液酸碱度参考区间】随机尿 pH 为 4.5～8.0，多数尿在 5.5～6.5，平均 6.0。

（二）尿蛋白定性检测

【要求】掌握尿蛋白定性检测的方法。

1. 磺基水杨酸（磺柳酸）法

【原理】 磺基水杨酸是一种生物碱，在酸性条件下，磺基水杨酸的磺酸根阴离子与蛋白质氨基酸阳离子结合，形成不溶性蛋白盐沉淀，沉淀生成的程度可反映蛋白质含量。

【器材】 小试管、1 mL 吸管、滴管、黑色衬纸及 pH 广泛试纸。

【试剂】 200 g/L 磺基水杨酸溶液：称取 20.0 g 磺基水杨酸溶于 100 mL 蒸馏水中。

【操作】

（1）取小试管 2 支，各加清晰尿液 1 mL。

（2）于第一管内滴加磺基水杨酸溶液 2 滴，轻轻混匀；另一管不加试剂作空白对照。1 min 内观察结果。

【结果判断】 按表 5-1 判断阳性程度。

表 5-1　磺基水杨酸法尿蛋白定性结果判断

反应现象	报告方式	蛋白质含量（g/L）
清晰透明	—	<0.05
在黑色背景下可见轻度混浊	极微量	0.05～0.1
不需黑色背景即见轻度混浊	±	0.1～0.5
明显白色混浊，但无颗粒出现	+	0.5～1.0
明显混浊，并出现颗粒	++	1.0～2.0
明显混浊，呈絮状	+++	2.0～5.0
严重混浊，有大凝块	++++	>5.0

【注意事项】

（1）该法敏感，极微量反应无临床意义。结果判断应及时，否则将使阳性增加。

（2）尿内含尿酸或尿酸盐过多，可出现假阳性，但反应较为缓慢，15 s 后出现混浊，由弱渐强；或于加试剂 1 min 后渐呈蛛丝状混浊，缓慢扩散，覆盖于尿液表面，加热或加碱可消失。

（3）含碘造影剂、大剂量青霉素等可呈假阳性，应结合用药史综合分析。

(4) 强碱性尿可使结果呈假阴性,应用稀乙酸酸化尿液至 pH 5～6 后再做实验。

2. 加热乙酸法

【原理】蛋白质遇热变性,加稀乙酸使尿液 pH 下降接近蛋白质等电点(pH=4.7),促使变性凝固的蛋白质进一步沉淀,并且加稀乙酸可溶解因加热析出的磷酸盐或碳酸盐结晶。

【器材】酒精灯、中或大试管、试管夹、滴管及广泛 pH 试纸。

【试剂】

(1) 0.85 mmol/L(5%)乙酸溶液:冰乙酸 5 mL,加蒸馏水至 100 mL。

(2) 饱和氯化钠溶液。

【操作】

(1) 取试管 1 支,加入清晰的尿液至试管高度 2/3 处。

(2) 用试管夹夹住(或手持)试管下端,斜置试管,使尿液的上 1/3 段在酒精灯火焰上加热,煮沸即止。

(3) 轻轻直立试管,将煮沸部分和下部未加热尿液比较,观察有无混浊。

(4) 滴加 0.85 mmol/L(5%)乙酸溶液 3～4 滴,再继续加热煮沸同样的部位后,立即观察结果,方法同步骤(3)。

【结果判断】按表 5-2 判断结果。

表 5-2 加热乙酸法尿蛋白定性结果判断

反应现象	报告方式	蛋白质含量(g/L)
清晰透明	—	<0.1
黑色背景下轻微混浊	±(或微量)	0.1～0.15
白色混浊无颗粒或絮状沉淀	+	0.2～0.5
混浊,有颗粒	+ +	0.6～2.0
混浊,有大量絮状沉淀	+ + +	2.0～5.0
立即出现凝块并大量絮状沉淀	+ + + +	>5.0

【注意事项】

（1）操作中务必按照"加热→加酸→再加热"的程序进行，以保证检出微量蛋白质，并可避免因盐类析出所致的假阳性。

（2）加入乙酸的量要适当，过多或过少均可使阳性程度减弱，强碱性尿可适当增加所加乙酸的量。

（3）限盐病人尿中电解质含量少，也可呈假阴性，试验时可先加1～2滴饱和氯化钠溶液于尿中，再进行操作。

3. 干化学试带法

【原理】利用指示剂的蛋白质误差原理。即指示剂溴酚蓝在 pH = 3.2 时产生阴离子，与带阳离子的蛋白质如清蛋白相结合，引起指示剂的进一步电离，发生颜色反应，蛋白质浓度越高变色程度也越大。

【试剂】单项或多联干化学试带、标准比色板、广泛 pH 试纸。

【操作】先测 pH，如尿 pH < 3 或 > 8 应调 pH 至 5～7；将试带浸入尿中立即取出，吸去多余尿液，1 min 内与标准色板比色，报告结果。也可在尿液分析仪上比色，仪器自动打印结果。

【结果判断】以溴酚蓝试带为例，报告方式见表 5 - 3。

表 5 - 3　溴酚蓝试带法结果判断

反应颜色	报告方式	蛋白质含量（g/L）
淡黄色	—	<0.1
淡黄绿色	±	0.1～0.3
黄绿色	+	0.3～1.0
绿色	+ +	1.0～3.0
灰绿色	+ + +	3.0～8.0
灰蓝色	+ + + +	>8.0

【注意事项】

（1）尿必须新鲜，变质尿液可严重影响 pH。

（2）试带应干燥、避光保存，远离酸碱性物质，不可手触试剂垫部分。

(3) 假阳性见于 pH>8 的碱性尿，病人服用奎宁、奎尼丁和嘧啶等药物使尿 pH>9 时。

(4) 假阴性见于 pH<3、服用大量青霉素、高浓度球蛋白尿、本-周蛋白尿（干化学法对清蛋白敏感而对球蛋白和本-周蛋白不敏感）。

(5) 混浊尿不影响比色，但尿液颜色异常（如血尿、血红蛋白尿、胆红素尿）将影响结果观察。

(6) 干化学法仅针对尿中清蛋白进行检测，对反映肾小球病变更具有针对性，但敏感度不及磺基水杨酸法（最低 100 mg/L）。磺基水杨酸法和加热乙酸法可检出尿中所有蛋白质，磺基水杨酸法操作简便，最为灵敏（最低检出限 50 mg/L），但假阳性率高；加热乙酸法最低检出限 100 mg/L，最为准确，病人同时出现肾小球及肾小管性蛋白尿时，本法检查结果与临床实际一致性更高。因此，尿液蛋白质定量检查更有必要。

【尿蛋白定性检测参考区间】阴性。

（三）尿葡萄糖定性检测

【要求】掌握尿葡萄糖定性检测的方法。

1. 班氏法（Benedict's test）

【原理】葡萄糖或其他还原性糖（果糖、乳糖、戊糖等）含有醛基，在高热及碱性溶液中，能将试剂中蓝色的硫酸铜还原为黄色的氢氧化亚铜，进而形成红色的氧化亚铜，出现黄色至砖红色沉淀物。

【器材】中试管（12 mm×100 mm）、滴管、试管夹、酒精灯、试管架。

【试剂】班氏定性试剂：分别溶解硫酸铜（$CuSO_4 \cdot 5H_2O$）10 g、枸橼酸钠 42.5 g 和无水碳酸钠 25 g 于适量蒸馏水中，无须加温助溶。将碳酸钠熔液加入枸橼酸钠溶液中，混匀后再加硫酸铜溶液，用蒸馏水加至 1000 mL。煮沸后出现沉淀或变色则不可用。

【操作】

(1) 取试管 1 支，加入班氏糖定性试剂 2.0 mL，摇动试管徐徐加热至沸 1 min，若不变色，可进行以下试验。

(2) 加尿液 0.2 mL（约 4 滴），混匀后再煮沸 1～2 min，或置沸水浴 5 min。自然冷却后及时观察结果。

【结果判断】见表 5-4。

表 5-4 班氏糖定性试验结果判断

反应现象	结果报告	约含葡萄糖量（mmol/L）
试剂蓝色不变	—	<5.6
蓝色中略带绿色，无沉淀	±	5.6～11.2
绿色，伴少许黄色沉淀	+	<28
较多黄绿色沉淀，以黄为主	++	28～56
土黄色混浊，有大量沉淀	+++	56～112
煮沸时即呈大量砖红色沉淀	++++	>112

【注意事项】

（1）标本应新鲜，否则可因细菌繁殖将糖分解而致结果减低。

（2）试剂与尿液的比例为 10∶1。

（3）煮沸时一定要不时摇动试管以防爆沸喷出，应在煮沸后自然冷却，不能用冷水使其变冷。

（4）检验糖尿病患者葡萄糖，应空腹或餐后 2 h 留取尿标本，后者敏感性高。

（5）大量尿酸盐存在时，煮沸后也呈混浊并带绿色，但久置后并不变黄而呈灰蓝色，故必须于冷却后观察结果；也可将尿液置于冰箱中待盐类下沉后，取上清液再做。尿中含大量铵盐时可抑制氧化亚铜沉淀的生成，应加碱煮沸除去。蛋白含量较高时也影响铜盐的沉淀，可用加热乙酸法沉淀蛋白，过滤后用上清液再试验。

（6）一些非糖还原性物质，如维生素 C、阿司匹林、水合氯醛、大量青霉素、异烟肼以及肌酐、尿酸等，可呈假阳性反应。大黄、黄连、黄芩等也可呈假阳性反应。

2. 葡萄糖氧化酶试带法

【原理】

试带上含有葡萄糖氧化酶、过氧化物酶、色素原（邻联甲苯胺、碘化钾等）等，尿液中的葡萄糖在试带中葡萄糖氧化酶的作用下，生成葡萄糖酸内酯和过氧化氢，后者与色素原在过氧化物酶的作用下，使色素原脱氢（被氧化）而显色，可根据呈色的深浅，大致判断葡萄糖的含量。

【器材】尿糖测定单项或多联试带、标准色板。

【操作】

取试带 1 条，浸入尿液中 5 s 后取出。1 min 内在自然光或日光灯下与标准色板比色，或以尿液分析仪比色并打印结果。具体操作请参见说明书。

【结果判断】以邻联甲苯胺试带法为例，目测结果判断标准见表 5-5。

表 5-5　邻联甲苯胺试带法葡萄糖定性试验结果判断

反应现象	报告方式	约含葡萄糖量（mmol/L）
不变色	—	<2.2
浅灰色	＋	5.5
灰色	＋＋	14.0
灰蓝色	＋＋＋	28.0
紫蓝色	＋＋＋＋	112

【注意事项】

（1）尿标本要新鲜，试带应避光干燥保存。

（2）操作时必须按规定的时间与标准板比色，否则颜色加深。

（3）服用大量维生素 C 及左旋多巴等可使本法呈假阴性，高酮体、高比重尿也可降低试带的灵敏度。

（4）假阳性的情况极为少见，除非尿液被过氧化物、次氯酸盐或强氧化型清洁剂污染。

（5）本法利用酶反应的专一性，对葡萄糖特异性高。如果本法结果阴性，而又怀疑有其他尿糖（果糖、乳糖、半乳糖或戊糖等）存在时，可用班氏法进行初步过筛。

【尿葡萄糖定性检测参考区间】阴性。

（四）尿酮体定性检测

【要求】熟悉尿酮体定性检测的方法。

1. 粉剂法（改良 Rothera 法）

【原理】亚硝基铁氰化钠 $\{Na_2[Fe(CN)_5(NO)]\cdot 2H_2O\}$ 在碱性条件下，和尿中的酮体（丙酮或乙酰乙酸）反应，生成紫红色化合物。而不与 β-羟丁酸发生反应。

【器材】白色凹瓷板或载玻片、药匙、滴管。

【试剂】酮体粉：亚硝基铁氰化钠 0.5 g，无水碳酸钠 10 g，硫酸铵 10 g。试剂必须纯而无水，配制前分别将各种试剂烘干，然后先将亚硝基铁氰化钠放入研钵研细，再加入其他两种试剂一起研磨混匀。密闭存于棕色磨口瓶内，避免受潮。

【操作】

（1）加入一小勺酮体试剂粉于载玻片（或白色凹瓷板）上。

（2）滴加新鲜尿液于酮体粉上，完全将酮体粉浸湿为度。

（3）观察酮体粉的颜色变化。

【结果判断】判断标准见表 5-6。

表 5-6　粉剂法尿酮体定性试验结果分析

反应现象	报告方式
立即出现深紫色	强阳性（+++～++++）
接触时立即出现淡紫色，而后转为深紫色	阳性（++）
5 min 内逐渐呈现淡紫色	弱阳性（+）
5 min 内无紫色出现	阴性（-）

【注意事项】

（1）尿液要新鲜测定，陈旧尿液会出现假阴性，原因是乙酰乙酸和丙酮都有挥发性，且乙酰乙酸易分解为丙酮（而本法对乙酰乙酸的敏感性高于丙酮）。

（2）尿内有多量非晶形尿酸盐时，可出现橙色反应，应离心除去。

（3）试剂应保存在干燥器内，以免受潮失效。

（4）该法需在碱性并产热（使氨放出）条件下进行，因此冬季最好放在 30 ℃水浴箱中完成。

2. 试带法

【原理】 同粉剂法。

【试剂】 目测或仪器检测用多联试带、标准色板。

【操作】 将试带浸入被检尿液中，1～2 s 后立即取出，将多余尿液用滤纸吸去，于规定时间（详见说明书）与标准色板比较。或用尿液化学分析仪测定。

【结果判断】 不变色（-），棕色（+），棕红色（++），紫栗色（+++）。

【注意事项】

（1）尿液标本要新鲜测定。

（2）试带应于阴凉、干燥处存放，受潮后变软发黄即失效，使结果呈假阴性。

（3）尿中含肌酐、肌酸较多时，可呈假阳性反应。

【尿酮体定性检测参考区间】 阴性。

四、尿液有形成分镜检查

【要求】 掌握非染色法尿液有形成分的显微镜检查方法，正确识别细胞和管型。熟悉尿沉渣定量分析板法。

（一）非染色法尿沉渣显微镜检查

【原理】 将尿液充分混匀，经离心沉淀后（或未离心），取一滴尿沉渣置于载玻片上，加盖玻片后用显微镜观察其各种有形成分（如红细胞、白细胞、管型等），依据尿液各种有形成分的形态特点，进行识别并做出报告。

【器材】 普通光学显微镜、离心机、刻度管、微量吸管或滴管、载玻片、盖玻片。

【操作】

1. 未离心尿直接涂片法

（1）取混匀的尿液 1 滴于载玻片上，加盖玻片，避免产生气泡。

（2）观察计数：用 10×10 镜头，观察其中有形成分的全貌及管型。用 10×40 镜头观察鉴定细胞成分和计数，应观察 10 个视野所见最低和最高值，记录结果。管型用高倍镜鉴定，但计数则应按低倍镜观察 20 个视野记录结果。

2. 尿液离心沉淀涂片法

（1）取刻度离心管，倒入混合后的新鲜尿液 10 mL，1500 r/min 离心 5 min。

（2）待离心停止后，取出离心管，弃去上层清液，留下 0.2 mL 沉渣，轻摇离心管，使尿沉渣有形成分充分混匀。

（3）取尿沉渣 0.02 mL，滴在载玻片上，用 18 mm × 18 mm 盖玻片覆盖。

（4）尿沉渣镜检观察：方法同上。

【注意事项】

（1）最好用晨尿并在 1 h 内检查，如不能及时检查可离心去除蛋白质后，在沉淀物中加入甲醛并冷藏保存。

（2）应留取中段尿，妇女应避免阴道分泌物的污染，必要时可冲洗外阴后再留取标本。

（3）因是未染色标本，镜检时光线强度要适宜，光线过强很容易漏掉透明管型。

（二）尿沉渣定量分析板法

【原理】取一定量（10 mL）尿液置特制的离心管内，在规定时间和转速的条件下离心，移去上清尿液，保留一定量的尿沉淀物，取其中 1 滴充入计数板内，然后计算一定体积（1 μL）内尿中有形成分的含量。

【器材】FAST - READ - 10 尿沉渣定量分析板，由一块硬质塑料板制成，每块板内分为 10 个统一深度（0.1 mm）的计数池，每一个计数池内的计数区容积为 1.0 μL，计数区分为 10 个大方格，每个大方格又分为 9 个小方格。

【操作】

（1）离心：将充分混匀的尿液倒入离心管中至 10 mL，相对离心力 400 × g，离心 5 min。离心后倾倒或吸去上清液，离心管底部残留尿量 0.2 mL。

（2）镜检：将沉渣液混匀后，取 1 滴（约 10 ～ 20 μL）充液到标准化尿沉渣计数板里，然后先用低倍镜计数 10 个大方格内管型总数，后用高倍镜计数10个大方格内细胞总数，此即每微升尿中某种有形成分的数量，按××/μL报告。尿结晶、细菌、真菌、寄生虫等以+、++、+++或1+、2+、3+的形式报告（表5-7）。

表5-7　尿中其他有形成分手工镜检报告方式

成分	数量及报告方式	成分	数量及报告方式
结晶	-：0	原虫、寄生虫卵	-：0
	1+：1～4个/HPF		1+：1～4个/HPF
	2+：5～9个/HPF		2+：5～9个/HPF
	3+：10个以上/HPF		3+：10个以上/HPF
盐类	-：无	细菌、真菌	-：0
	1+：少量		±：数个视野散在可见
	2+：中等量		1+：各个视野均可见
	3+：多量		2+：数量多或呈团块状聚集
			3+：无数

【参考区间】尿沉渣检查各种不同方法的参考值见表5-8。

表5-8　尿沉渣主要成分参考值

方法	红细胞	白细胞	管型	上皮细胞	结晶
直接镜检法	0～偶见个/HPF	0～3/HPF	0～偶见个/LPF	少见	少见
离心镜检法	0～3个/HPF	0～5个/HPF	0～偶见个/LPF	少见	少见
（平均每高倍视野）	（0.4～1.0个）	（0.6～2.1个）			
尿沉渣定量分析板法	男0～12/μL 女0～24/μL	男0～12/μL 女0～26/μL			

(三) 尿沉渣形态特点

1. 尿中各种细胞形态

尿中各种细胞形态见图 5-2。

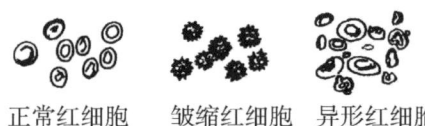
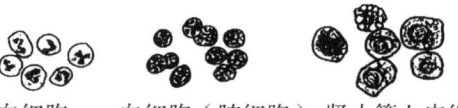
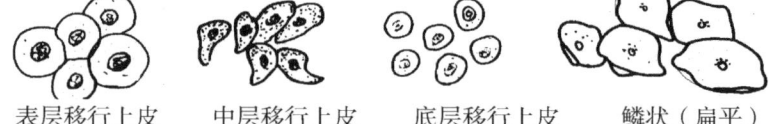

图 5-2 尿中各种细胞形态模式

(1) 红细胞。

尿液中红细胞的典型形状为双凹圆盘状，浅黄色，与血涂片中红细胞形态相似。其形态还与其所处环境有关，如在高渗尿中可皱缩，在低渗尿中胀大，甚至使血蛋白溢出，成为红细胞淡影或称影红细胞。按尿中红细胞形态可将血尿分类：①均一性红细胞血尿，70%以上红细胞形态均为正常，偶见棘形红细胞或影红细胞，但异常红细胞形态种类在 2 种以下；②非均一性红细胞血尿（图 5-3），70%以上红细胞形态呈现异常，且不正常形态红细胞种类在 2 种以上，红细胞体积相差 3～4 倍；③混合性血尿，关于其分类至今尚无统一标准。新鲜尿中红细胞形态对鉴别肾（小球）性血尿和非肾（小球）性血尿有重要的价值，肾性血尿因红细胞通过肾小球时受积压等因素的影响，多为非均一性红细胞血尿或以其为主的混合性血尿，而非肾性血尿多为均一性红细胞血尿。肾（小球）性血尿患者尿液中的异常红细胞可有大红细胞、小红细胞、棘形红细胞、环形红细胞、新月形红细胞、颗粒形红细胞等。棘形红细胞（胞质具有一个或多个胞质突起的炸面包圈形红细胞)≥5%为标准,认为其对评价肾(小球)性血尿的敏感性和特异性均较高。

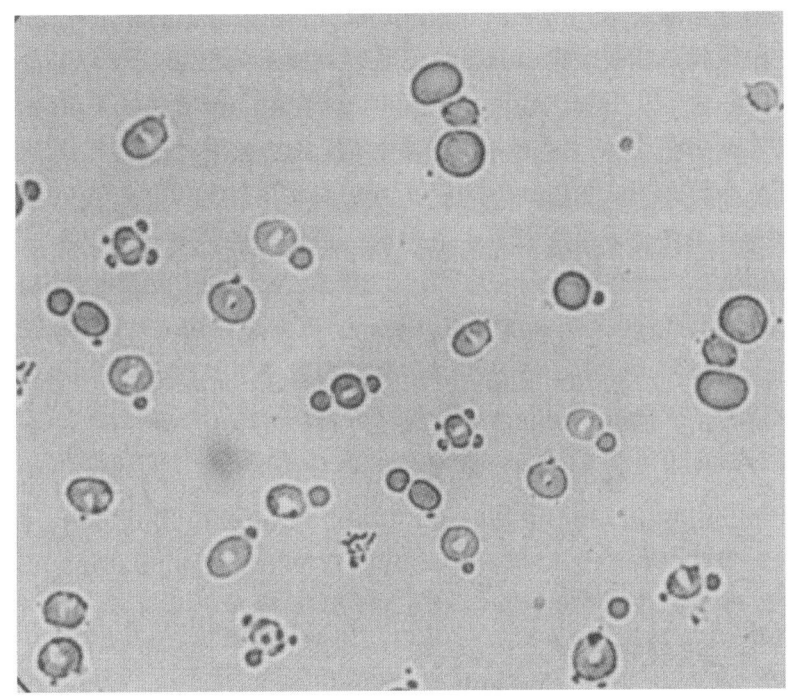

图5-3 尿中非均一性红细胞

(2)白细胞。

新鲜尿液中白细胞主要为中性粒细胞,白细胞圆球形,直径10～14 μm。不染色时核较模糊,胞质内颗粒清晰可见,无明显退变,外形完整,与外周血中白细胞形态基本一致,加入1%乙酸后,可见细胞核。在低渗尿及碱性尿中,胞体常胀大,易溶解,细胞核着色较淡;在高渗尿及酸性尿中,白细胞常萎缩。在炎症过程中被破坏、变性或死亡的中性粒细胞,其外形不规则,结构不清,常聚集成团,称为脓细胞。区别尿中脓细胞与白细胞并无实际意义,而其数量多少则更为重要。

(3)上皮细胞。

①肾小管上皮细胞:来自肾小管立方上皮,多为圆形或多边形,比中性粒细胞大1.5～2倍,含一个较大的圆形细胞核,核膜很厚,因此细胞核突出易见。在某些慢性肾炎时,肾小管上皮细胞发生脂肪变性,胞质充

满脂肪颗粒,以至看不清核,称为脂肪颗粒细胞或复粒细胞。该细胞在正常人尿中极为少见。

②移行上皮细胞:是由肾盂、输尿管、膀胱及尿道近膀胱段等处的移行上皮组织脱落随尿液排出。通常分如下三种:(a)表层移行上皮细胞,又称大圆上皮细胞,胞体较大,如果在器官充盈时脱落细胞体积约为白细胞的4~5倍,多呈不规则圆形,核较小,常居中;如在器官收缩时脱落,则胞体较小,约为白细胞的2~3倍,形态较圆。正常尿液中偶见,膀胱炎时可大量成片脱落。(b)中层移行上皮细胞,又称尾形上皮细胞,体积大小不一,常呈梨形、纺锤形或带尾形。这种细胞多来自肾盂,亦可来自输尿管及膀胱颈部。(c)底层移行上皮细胞,形态较圆,与肾小管上皮细胞统称为小圆上皮细胞。但两者也有差别,底层移行上皮细胞体积较大、核较小,而肾小管上皮细胞体积较小、核较大。

③复层扁平上皮细胞:又称鳞状上皮细胞,来自尿道前段和阴道表层。细胞的胞体为尿中上皮细胞最大者,形状不规则,多边多角,边缘常卷折,细胞形体扁平而薄,似鱼鳞。细胞核很小,呈圆形或卵圆形,有时可有2个以上小核,全角化者核更小或无核。

2. 尿中各种管型

尿中各种管型形态见图5-4。

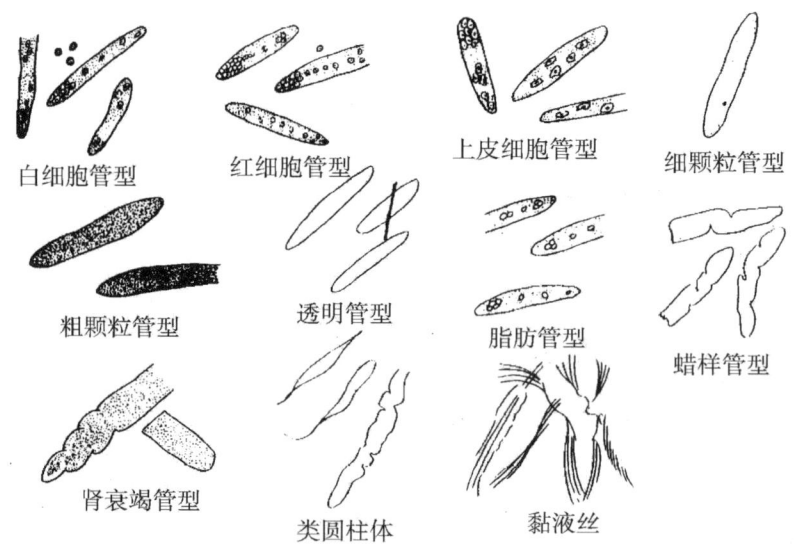

图5-4 尿中各种管型形态

(1) 透明管型。

透明管型主要由 T-H 糖蛋白构成，也有少量清蛋白及氯化物，在碱性尿液中或稀释时，可溶解消失。为无色透明、内部结构均匀无细胞的圆柱体状，其大小、长短很不一致，通常两边平行，两端钝圆，平直或略弯曲，质地菲薄，偶有少许颗粒及少量细胞黏附在管型外或包含于其中。透明管型折光性较差，观察时应将显微镜视野亮度调暗，否则易漏检。

(2) 细胞管型。

所含细胞量超过管型体积 1/3 时称为细胞管型，按细胞类别可分为肾小管上皮细胞管型、红细胞管型及白细胞管型。

①肾上皮细胞管型。肾上皮细胞管型或称为上皮细胞管型，是在蛋白基质内嵌入肾小管上皮细胞而成。嵌入的肾小管上皮细胞大小不一，并呈瓦片状排列，有时可充满管型。此管型内细胞比白细胞大，通过加酸呈现出的细胞核，酯酶染色呈阳性，过氧化物酶（POD）染色呈阴性等措施，可与白细胞管型相鉴别。

②红细胞管型。红细胞管型为蛋白基质中嵌入红细胞所形成，管型微带黄褐色，其中红细胞常互相粘连无明显的细胞界限，有的甚至残缺不全。当红细胞形态完整时易于鉴别，有时红细胞溶解破坏为颗粒物而形成红褐色的血液管型或均质化的血红蛋白管型。

③白细胞管型。管型中含有白细胞（或脓细胞）。染色标本可观察到核及胞质形态特点，或在加酸后可见中性粒细胞的核分叶情况，在过氧化物酶染色下呈阳性反应，此两点即可与肾上皮细胞管型区分。

(3) 颗粒管型。

颗粒管型内含大小不等的颗粒物，管型中的颗粒含量超过 1/3 面积以上时称为颗粒管型。颗粒来自崩解变性的细胞残渣、血浆蛋白及其他物质，这些物质直接聚集于 T-H 糖蛋白基质中而形成颗粒管型。其外形常较透明管型短且宽，淡黄褐色或棕黑色。按颗粒的粗细又分为粗颗粒管型和细颗粒管型两种：前者外形较宽易断裂，充满粗大颗粒，常呈暗褐色；后者含许多微细颗粒，不透明，呈灰色或微黄色。

(4) 蜡样管型。

蜡样管型可能由细颗粒管型进一步衍化而来，也有认为来自淀粉样变性的上皮细胞溶解后逐渐形成的管型，又或者是透明管型在肾小管内停留时间较长演变而成。其外形似透明管型，为蜡烛样浅灰色或淡黄色，折光性强、质地厚、易折断、有切迹或泡沫状，较短而粗，一般略弯曲，两端常不整齐。在低渗溶液、水和不同的 pH 介质内均不溶解。

（5）脂肪管型。

脂肪管型由肾小管上皮细胞脂肪变性、崩解，大量的脂肪滴进入管型内形成。管型内可见大小不等的折光很强的脂肪滴，若含有胆固醇或胆固醇酯，用偏振荧光显微镜检查可见十字形，中性脂肪用苏丹Ⅲ染色呈橙红色或红色。

（6）宽幅管型。

宽幅管型（又称肾衰竭管型、肾功能不全管型或宽大管型）来自破损扩张的肾小管、集合管或乳头管，多数肾衰竭管型由颗粒管型和蜡样管型演变而来，但也可由其他管型演变而成。管型中有大量颗粒，外形宽大且长，可横跨整个视野，不规则，易折断，有时呈扭曲状。

（7）其他管型。

尿液中除可见上述管型外，在某些病理的情况下尿中还可见到一些少见的管型，如混合管型、血小板管型、细菌管型、结晶管型、血液管型、血红蛋白管型、胆红素管型等。

（8）类管型物体。

类管型物体是一些易被误认为管型的物体，如类圆柱体、黏液丝和假管型。类圆柱体的外形似透明管型，末端有一尖细的尾巴；黏液丝为长线条形，末端尖细卷曲；假管型由非结晶形尿酸盐、磷酸盐黏附于黏液性纤维状物而形成。

3. 结晶

（1）生理性结晶。

生理性结晶多来自食物及机体正常的代谢，一般无临床意义。但有些结晶，在某种情况下又有一定的病理意义，如草酸钙结晶或尿酸结晶等大量持续出现于新鲜尿液内，则应怀疑尿路结石的可能。

①尿酸结晶。肉眼观察似红色细砂小颗粒，常沉淀于容器低层，显微镜下尿酸结晶呈黄色、暗红棕色，形状有棱形、斜方形、哑铃形、蝴蝶形及不规则形等。尿酸是核蛋白中嘌呤代谢的产物，以尿酸或尿酸盐的形式经尿液排出体外。

②草酸钙结晶。多为八面体形，有两条对角线互相交叉，有时呈菱形或哑铃形。还可偶见形态为饼状或椭圆形，甚至成球状，与红细胞相似，

但此种形态草酸钙结晶常有明显大小不等,可比红细胞小许多或大许多,并常有典型的八面体形并存,且无红细胞的淡黄色。

另外,草酸钙结晶溶于盐酸但不溶于乙酸(加乙酸后红细胞溶解)和氢氧化钠,可帮助鉴别。

③非结晶性尿酸盐。主要是尿酸钠、钾、钙、镁的混合物,外观呈黄色的非晶形颗粒状沉淀物,显微镜下为无色细小的颗粒状。在低温、浓缩或酸性较强的尿液中容易析出沉淀,加热或加碱溶解,在盐酸或乙酸内溶解后形成尿酸结晶。

④磷酸盐类结晶。包括非晶型磷酸盐、磷酸铵镁、磷酸钙等,一般无临床意义。

(2)病理性结晶。

病理性结晶是由于疾病因素在尿液中出现或者由于某种药物在体内代谢异常而出现的结晶。

①胆红素结晶。此结晶为黄色成束的小针状或小片状,加硝酸后因被氧化成胆绿素而呈绿色,可溶于氢氧化钠或氯仿中。

②亮氨酸与酪氨酸结晶。尿液中出现的亮氨酸与酪氨酸结晶,为蛋白分解产物。亮氨酸结晶呈淡黄色或褐色小球形,并有密集辐射状条纹,折光性强。酪氨酸结晶为略带黑色的细针状结晶,成束、成团或羽毛状(图5-5)。

③胱氨酸结晶。为无色、六边形,边缘清晰、折光性强的薄片状结晶,由蛋白分解而来(图5-5)。

④胆固醇结晶。其外形为缺角的长方形或方形,无色透明,常浮于尿液的表面成薄片状,可溶于氯仿、乙醚和酒精。

⑤药物结晶。随着化学药物治疗的发展,尿中可见的药物结晶日益增多。某些磺胺类药物结晶在体内乙酰化率较高,如乙酰基磺胺嘧啶结晶(为棕黄色、不对称的麦秆束状、球状)、磺胺甲基异恶唑结晶(为长方形或正方形的六面体,厚度大,常呈"+"或"×"形排列)和乙酰基磺胺吡啶结晶(多为花瓣形或菱形)等(图5-5),其可阻塞尿道,引起血尿、肾损伤甚至尿闭。

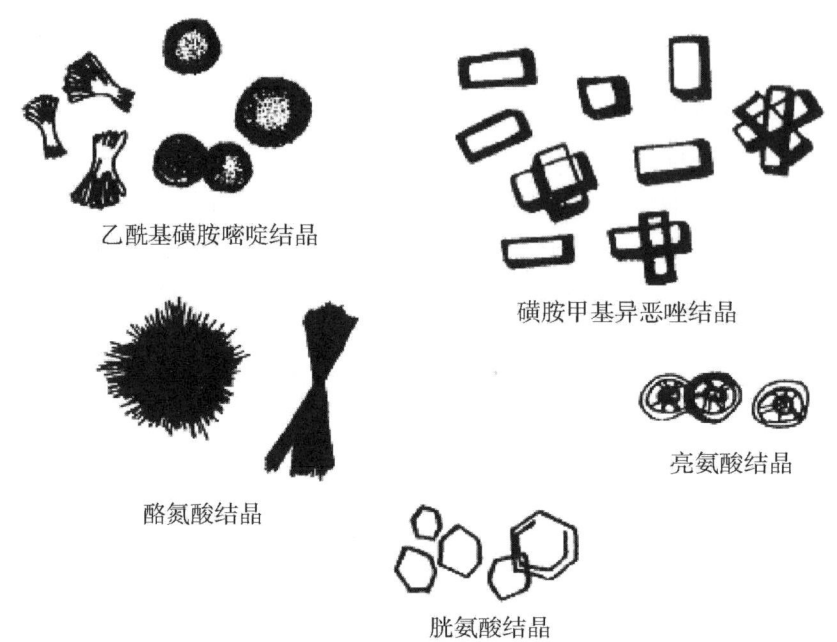

图 5-5 尿中氨基酸及磺胺类药物结晶

4. **其他成分**

（1）细菌。正常人的自然排尿中检出的细菌，多数是污染，无临床意义。如用无菌手段采集新鲜尿液并立即检查则结果有意义，并最好做革兰氏染色和细菌培养。

（2）真菌。真菌通常大小为数微米，椭圆或短圆柱形（与红细胞鉴别），有时因芽生孢子而群集。于糖尿病患者尿中易见，但应排除污染。

（3）寄生虫。阴道毛滴虫多来自女性白带污染，常见于女性尿中，也偶可见于男性尿中。一般无色，大小为 10～30 μm，呈纺锤形，有鞭毛，在夏季的新鲜标本中，可见其活泼运动，波浪状或螺旋状运动。乳糜尿中可检出微丝蚴。

五、尿液干化学分析仪的应用

【要求】掌握尿液干化学分析仪的检测项目，了解检测原理、操作方法和注意事项。

【原理】试剂带上有数个含有各种试剂的试剂垫，各自与尿中相应成分进行独立反应，显示不同颜色，颜色的深度与尿液中某种成分呈比例关系。该类仪器一般用微电脑控制，用球面积分仪和双波长测定试剂带上的颜色变化，对尿液中的蛋白质（PRO）、葡萄糖（GLU）、酸碱度（pH）、酮体（KET）、胆红素（BIL）、尿胆原（URO）、亚硝酸盐（NIT）、红细胞或隐血（ERY/OB/RBC）、白细胞（LEU/WBC）、比重（SG）或维生素C（Vit C）等进行定性或半定量测定。关于各种成分检测的详细原理参见前述尿液化学检查。

【试剂】人工尿质控液、质控试带及组合检测试带。后者常用的有尿8联检测项目（包括尿蛋白、尿糖、尿pH、尿酮体、尿胆红素、尿胆原、尿隐血和尿亚硝酸盐）、尿10项检测项目（包括尿8联检测项目加上白细胞和尿比重）、尿11联检测项目（尿10项加维生素C）等。

【器材】尿液干化学分析仪。

【操作】按照仪器使用说明进行。

（1）开启仪器电源开关，仪器自检，初始化显示屏显示主界面即可开始测定。

（2）把尿试纸条完全浸入尿液1～2 s后取出，然后用滤纸吸去试纸条多余尿液。

（3）把尿试纸条放置在固定平台上拨动杆的右边位置，试纸条面向上。

（4）拨动杆检测到试纸条会自动送检（在此过程会听到"滴"的一声）。

（5）检测结束后结果会自动出现在显示屏，并且自动打印结果。

【注意事项】

（1）操作人员上岗前应仔细阅读说明书，了解仪器的测定原理、操作规程、所用试带各模块反应原理、注意事项、药物干扰等可出现的异常情况。

（2）每天应用人工尿质控液进行检测，结果应在规定范围内。

（3）尿标本按要求留取，应在1 h内检测完，否则应用合适的方法保存。

（4）尿试带应按厂家规定的条件保存，并在有效期内使用，注意使用配套试带。

（5）要注意分析仪结果与手工法的差异，如分析仪尿白细胞检查只能测出粒细胞，不能与淋巴细胞反应。

（6）对于尿液胆红素或尿胆原检查结果有怀疑的标本，必须经手工湿化学法检查确证。

（7）所有化学物质的定性结果仅起到半定量的作用，不能取代定量结果。而且临床上不提倡用尿葡萄糖定量这一指标进行糖尿病的诊断与观察。

（8）尿液干化学分析仪检测只是一个筛查手段，坚决反对有的单位使用尿液干化学分析仪后一律不再做尿沉渣镜检的错误倾向。

六、粪便隐血检测

目前常用于粪便隐血实验的干试带有两大类：一类采用化学法；另一类则采用免疫层析（单克隆抗体）法。其中化学法常用的有邻联甲苯胺试带，免疫层析法常用的是免疫胶体金试带，或称金标试带。

1. 干化学法（邻联甲苯胺法）

【原理】游离血红蛋白（HGB）或红细胞溶解后释放出的 HGB 中含有亚铁血红素，后者具有过氧化物酶活性，可使过氧化氢烯钴或过氧化茴香素脱氢，并将脱下氢传递给作为色原的受氢体（如邻联甲苯胺等），色原被还原显（蓝）色，表明标本中有红细胞或 HGB 存在。

【试剂】邻联甲苯胺隐血试带。

【操作】

（1）竹签挑取少量稀便涂于化学法试带上。

（2）对于干硬粪便，可在洁净玻片上滴加 2～3 滴蒸馏水，取粪便少许与水调成均匀混悬液，然后再将混悬液涂于试带上。

【结果判断】

－：不显蓝色。

＋：10 s 后由浅蓝渐变蓝。

＋＋：初显浅蓝褐色渐成明显蓝褐色。

＋＋＋：立即呈现蓝褐色。

＋＋＋＋：呈现蓝黑褐色。

【注意事项】

(1) 试带应在有效期内使用，应在干燥的环境中保存。

(2) 化学法应素食3天后检查，以排除肌红蛋白的影响。

2. **免疫胶体金法（或称金标法）**

【原理】以人类血红蛋白制备的单克隆抗体只能与人的HGB发生特异性抗原—抗体反应，不与任何动物的HGB发生交叉反应。隐血试验用免疫胶体金试带的设计原理与hCG免疫胶体金法相同，区别仅在于前者所标记的抗体为抗人血红蛋白单克隆抗体。

【操作】洁净玻片上滴加2～3滴蒸馏水，取粪便少许与水调成均匀混悬液，按说明书将潜血试纸条的反应端以备妥的混悬液浸湿，5 min内观察结果。

【结果判断】

(1) 反应线（有T标志）和控制线（有C标志）皆呈现蓝色者为阳性。

(2) 仅C线呈色而T线无色者为阴性。

(3) T线、C线皆不显色者为试剂失效。

【应用评价】

(1) 本试验特异性强，鸡、牛、马、猪、羊、兔的HGB在500 μg/mL以下、辣根过氧化酶在200 μg/mL以下时，不会对试验结果造成影响。

(2) 本试验敏感性高，标本中HGB浓度高于0.2 μg/mL即能引起阳性反应。

七、脑脊液检验

【要求】掌握脑脊液（cerebro - spinal fluid，CSF）检验的内容、方法和报告方式，熟悉标本采集、送检的方法和注意事项。

【标本的采集和送检】脑脊液标本通常从第三、四腰椎间穿刺采取，特殊情况下可由小脑延髓池或脑室穿刺取得。穿刺后先做压力测定，然后将CSF分别收集于3支无菌试管中，每管1～2 mL，并做标记。第一管因可能含有少量穿刺带来的血液，可供细菌学检验；第二管供生化或免疫学检验；第三管供细胞学检查。标本采集后应立即送检，及时检查。

（一）一般性状检查

【试剂】酸碱指示剂或精密 pH 试纸、蒸馏水。

【器材】折射仪、数字酸度计、小试管、刻度吸管等。

【操作】

1. **外观观察**

接收标本后，将试管透过光线或轻摇试管，观察脑脊液的颜色和透明度，以及有无絮状物、凝块或沉淀物，并按外观所见的实际状况报告，例如淡红色、混浊、无凝块，或乳白色、混浊、可见絮状沉淀等。

2. **比重**

折射仪法，同尿液比重测定。

3. **pH**

微量 pH 计法测量。

4. **脑脊液中出血量的推算**

根据含血脑脊液的外观性状，可推算其红细胞大致含量及出血量。一般认为：①轻度混浊：RBC 约 $(0.5 \sim 1) \times 10^9/L$；②粉红色：RBC $(1 \sim 3) \times 10^9/L$；③明显红色：RBC $> 5 \times 10^9/L$；④血性：RBC $> 10 \times 10^9/L$。

出血量可按如下公式计算：

$$出血量(L) = \frac{CSF 中红细胞数 \times CSF 总量平均值(0.15\ L)}{周围血中红细胞数(\times 10^{12}/L)}$$

（二）化学检查

1. **球蛋白定性试验（Pandy 试验）**

【原理】脑脊液中的球蛋白与苯酚结合形成不溶性蛋白盐而产生混浊或沉淀。正常脑脊液含球蛋白很少，遇到饱和苯酚试剂时无阳性改变。该反应还受脑脊液蛋白总量影响，当蛋白质总量增加时可呈现阳性反应。

【试剂】饱和苯酚溶液。取苯酚 10 mL（如有结晶形成可隔水加热熔化），加蒸馏水至 100 mL。强烈振荡混匀后放 37 ℃温箱内数小时，再在室温放置数日，见底层有结晶析出，上层即为饱和苯酚，取澄清液应用，并保存于棕色瓶内。

【器材】小试管、滴管、黑色纸板。

【操作】取试剂 2 mL 放入试管中,滴入脑脊液 1 滴,在黑色背景下立即观察结果。按表 5-9 分等级报告。

表 5-9 Pandy 反应结果判断

报告等级	反应现象
-	清晰,无混浊变化
±	在黑色背景下显示微混,极弱阳性
+	云雾状混浊,弱阳性
+ +	白色薄云状混浊,阳性
+ + +	白色絮状沉淀,强阳性
+ + + +	白色凝块,极强阳性

2. 蛋白质定量检查(同血清蛋白质测定)

3. 葡萄糖半定量(五管糖试验)

【原理】同班氏尿糖定性试验。

【试剂】班氏试剂(配制方法同尿糖定性)

【器材】电热消毒水浴箱、小试管、刻度吸管。

【操作】取小试管 5 支,按表 5-10 操作,报告测得的葡萄糖浓度范围。

表 5-10 脑脊液糖串定量操作及结果判断

管号	试剂	CSF		结果					
1	1 mL	0.05 mL	沸水浴 5 min	+	-	-	-	-	-
2	1 mL	0.10 mL		+	+	-	-	-	-
3	1 mL	0.15 mL		+	+	+	-	-	-
4	1 mL	0.20 mL		+	+	+	+	-	-
5	1 mL	0.25 mL		+	+	+	+	+	-
相当于葡萄糖含量	(mmol/L)			>2.75	2.2～	1.65～	1.1～	0.55～	<0.55
	(mg/dL)			>50	40～50	30～40	20～30	10～20	<10

【注意事项】

(1) 标本采集后应在 30 min 内测定,否则细菌或细胞可分解葡萄糖而使结果降低,若不能及时测定,应暂放冰箱保存。

(2) 脑脊液含多量蛋白质时,会干扰结果观察,可于 2~3 mL 标本中加入 0.8 mol/L 磺基水杨酸溶液 1~2 滴,混匀使蛋白质沉淀,离心后取上清液测定。

(3) 不能在加班氏试剂及脑脊液的试管上直接加热,以免化学反应不充分,影响观察结果。

(4) 该方法目前在临床实验室已趋淘汰,常用方法为葡萄糖氧化酶法,具体操作见本章实验九(血清葡萄糖测定)。

【脑脊液葡萄糖半定量试验参考区间】4 管以上阳性,相当于葡萄糖含量:

成人 2.2~3.9 mmol/L (40~70 mg/dL);

儿童 3.9~5.0 mmol/L (70~90 mg/dL)。

4. 氯化物测定

【原理】用标准硝酸汞溶液滴定 CSF 中的氯离子,生成可溶性而难解离的氯化汞。当滴定到达终点时,过量硝酸汞中的离子可与指示剂二苯胺脲结合,生成紫红色络合物。根据硝酸汞的消耗量,可计算出氯化物含量。

【试剂】

(1) 硝酸汞溶液 (2.5 mmol/L):称取硝酸汞 $[Hg(NO_3)_2 \cdot H_2O]$ 0.875 g,溶于含浓硝酸 3 mL 的去离子水 1 L 中,配好后放置 2 d,经滴定标化后使用。

(2) 氯化钠标准液 (100 mmol/L):先将氯化钠 (AR 级) 置 110~120 ℃烘箱中干燥 4 h 取出置干燥器中冷却至室温。准确称取 5.845 g,置 1 L 容量瓶中,加蒸馏水溶解并稀释至刻度。

(3) 指示剂:称取二苯胺脲 0.1 g,溶于 100 mL 95% 乙醇中,置棕色瓶内,放冰箱保存,可使用 1 个月。

【器材】试管、刻度细管、滴管。

【操作】

(1) 取脑脊液 0.1 mL,加指示剂 2 滴,混匀即出现淡红色,用 1 mL 吸管吸取硝酸汞溶液进行滴定,边滴边摇,见出现淡紫红色为终点,记录硝酸汞溶液用量（mL）。

（2）另取一支试管加入氯化钠标准液 0.1 mL，同标本一样滴定，记录硝酸汞溶液用量（mL）。

计算：

$$\text{脑脊液氯化物} = \frac{\text{标本用硝酸汞(mL)}}{\text{标准液用硝酸汞(mL)}} \times 100 (\text{mmol/L})$$

【注意事项】

（1）试验时所用器具必须干净，1 mL 吸管固定专用，以保证结果准确。

（2）指示剂用两种：一种为二苯卡巴腙（diphenylcarbazone），化学名称为苯基羰偶氮苯或二苯偶氮酰肼，这种指示剂终点明显、稳定，且灵敏度较高可选用；另一种为二苯基卡巴肼（diphenylcarbazide），化学名称为二苯基碳酰二肼，效果较差。

（3）试验时同时用标准液测试，也可将测定管滴定用去的硝酸汞溶液用量（mL）直接乘以 100 取得结果。但硝酸汞溶液必须先用氯化钠标准液进行标定，并校正至恰等于 2.5 mmol/L 浓度。

（4）脑脊液如混浊或含有血液，应先离心后取上清液进行测定。

（5）硝酸汞易潮解，称量时应迅速，必须溶解在含硝酸（浓硝酸 3 mol/L）的蒸馏水中，且浓度应控制在 0.1 mol/L 硝酸，以避免氯化汞形成。

（6）为使指示剂延长有效期，可增加浓度 1 倍，并加入 50 mg 溴酚蓝、100 mg 麝香草酚，溶解后紧塞瓶口，室温可保存 1 年。

（三）细胞计数

【试剂】红、白细胞稀释液（配法同血液红、白细胞计数），Wright 染液。

【器材】血细胞计数板、微量吸管。

【操作】

1. 细胞总数计数

（1）直接计数：清晰标本混匀后可直接充入计数室内，计数十大方格内红、白细胞数，即为每微升脑脊液细胞总数。细胞较多时，可计数 1 大方格细胞数 ×10，得 1 μL 细胞总数，×10^6/L 得每升脑脊液细胞总数。

（2）稀释后计数：混浊或带血标本，用血红蛋白吸管吸取经混匀脑脊液 20 μL，加于含 0.38 mL 红细胞稀释液的小试管中，充分混匀后充入计数室内，按血液白细胞计数法数 4 大方格细胞总数 × （$50 × 10^6$/L），得每升脑脊液细胞总数。

2. 白细胞计数

（1）直接计数：于小试管内加入冰醋酸 1～2 滴，转动试管使管内壁附着冰醋酸后，将多余冰醋酸弃去，加入混匀之脑脊液几滴，混合数次并吸取充入计数室，按细胞总数计数方法计数白细胞数。

（2）稀释后计数：将混匀的脑脊液用白细胞稀释液稀释后计数，为剔除因出血而带来的白细胞，应按下式校正，式中计量体积为 μL。

$$WBC = WBC(未校正) - \frac{脑脊液 RBC}{血 RBC} × 血 WBC$$

如：血 RBC 为 4000000/μL，脑脊液 RBC 为 20000/μL，血 WBC 为 10000/μL，脑脊液 WBC 为 60/μL，代入上式：

$$WBC = 60 - \frac{20000}{4000000} × 10000 = 60 - 50 = 10$$

即该 CFS 校正后的 WBC =10 个/μL，换算成每升 WBC 为 $10 × 10^6$/L。其中 RBC（$× 10^6$/L）= 细胞总数（$× 10^6$/L）− WBC（$× 10^6$/L）（未校正）。

正常情况下，血液与脑脊液的细胞及化学成分差别甚大，混血的脑脊液仅用作新鲜或陈旧出血的判定。

3. 细胞分类计数

（1）直接分类计数法。白细胞计数后，转高倍镜观察，根据细胞核的形态分别计数单个核细胞（多为淋巴细胞和大单核细胞）与多形核细胞，共计数 100 个细胞，以百分率表示。若白细胞不足 100 个，可直接写出单核和多核细胞的具体数目。识别特点是：单核细胞胞体小胞质少，仅见一圆形或卵形核者，多为淋巴细胞；多形核细胞胞体较大，胞质较多，可见二叶或多叶者，多为嗜中性粒细胞。

（2）涂片染色分类计数法。直接分类不易区别时可将脑脊液离心沉淀，取沉淀物 2 滴，加正常血清 1 小滴，推片制成均匀薄膜，干燥后进行瑞氏染色，用油镜分类计数。

注意事项：

（1）细胞计数应在标本采集后 1 h 内进行，以免脑脊液凝固，影响结果。

（2）计数时应注意细胞与新型隐球菌相区别，新型隐球菌不溶于醋酸，加优质细墨汁后可见不着色的荚膜。

（3）遇见难于分类的细胞，如脑膜白血病或肿瘤细胞时，应另行描述报告。

（4）细胞计数板用后可用75%乙醇浸泡60 min，忌用石炭酸等消毒。

脑脊液检验报告单（附参考值）样式如下（表5-11）。

表5-11 脑脊液检验结果报告

姓名		住院号		门诊号		科别	
送检物	脑脊液	标本来源	腰椎（小脑延髓池或侧脑室）穿刺				
检查目的	常规	临床诊断					
检验结果	脑脊液外观：无色，透明，无凝块。比重：1.006～1.008。pH：7.35～7.40。 Pandy试验阴性（-） 葡萄糖半定量：成人　2.2～3.9 mmol/L（40～70 mg/dL）； 　　　　　　　　儿童　3.9～5.0 mmol/L（70～90 mg/dL）。 氯化物：120～132 mmol/L 细胞总数：×10^6/L 白细胞数：成人0～8 ×10^6/L；婴幼儿0～15×10^6/L。 红细胞数：正常人无红细胞 细胞分类计数：淋巴细胞（%）：单核细胞（%）约7:3，内皮细胞偶见，无中性粒细胞（多形核细胞）						
报告日期	年	月	日	报告者			

八、浆膜腔积液检验

【要求】熟悉浆膜腔积液检查（serous cavity dropsy assay）的目的和内容，以进一步掌握理论课中学习的渗出液、漏出液鉴别要点。

（一）一般性状检查

【器材】比重计

（1）外观。直接用肉眼观察标本的颜色及透明度。根据所见作描述。漏出液多呈淡黄或草黄色，稀薄透明；渗出液可因病变不同而呈现各种不同的性状。随病情的发展漏出液可转变成渗出液。

（2）比重。以折射仪法测定，操作及注意事项同尿比重测定。

漏出液多小于 1.018；渗出液多大于 1.018。

（3）凝块观察。未加抗凝剂的标本，经放置后，观察有无凝块形成。有凝块者多为渗出液，无凝块者多为漏出液。

（二）化学检查

1. 黏蛋白定性试验（Rivalta test）

【原理】炎性刺激使浆膜上皮细胞分泌过多的黏蛋白，其化学本质是一种酸性糖蛋白，等电点 pI 为 3～5。稀醋酸（0.1% V/V）溶液的 pH 恰在 3～5。穿刺液滴入稀醋酸后，黏蛋白因处于等电点环境而析出，呈白色云雾状沉淀。

【试剂】冰醋酸、蒸馏水。

【器材】滴管、100 mL 量筒。

【操作】

（1）取 100 mL 量筒一支，加蒸馏水至 100 mL 刻度，加冰醋酸 2～3 滴，混匀。

（2）向备妥量筒中滴入穿刺液 1～2 滴，在黑色背景下观察白色沉淀的形成及下沉情况。

【结果判断】

阳性：有白色云雾状沉淀形成，且此云雾状沉至量筒的 50 mL 刻度线以下。阴性：无云雾状形成或白色沉淀在量筒的 50 mL 刻度线以上消失。

【临床意义与评价】漏出液多为阴性，渗出液多为阳性。该项目在国外已经被淘汰，国内许多专家也不提倡再做该项检查，但尚未见到相关文件。

2. 蛋白定量测定（同血清蛋白定量测定）

【临床意义与评价】漏出液蛋白总量常 <25 g/L；渗出液多 >30 g/L。

蛋白质定量用于鉴别积液的性质，较黏蛋白定性试验更为客观，但仍不足以对某些中间性积液的性质进行界定。

3. 酶学测定

酶学检查结果作为浆膜腔穿刺液性质鉴别指标，近年来应用日益广泛，特别是乳酸脱氢酶（lactate dehydrogenase，LDH）、腺苷脱氨酶（adenosine deaminase，ADA）更具鉴别意义。

（三）显微镜检查

【试剂】2.67 mmol/L 美蓝（methylene blue，MW：373.9）溶液（临用前配置）、Wright 染液。

【器材】小试管、20 μL 微量吸管、改良 Neubauer 计数板、光学显微镜。

【操作】

（1）细胞总数（同脑脊液细胞计数）。

（2）白细胞计数（同脑脊液白细胞计数）。

（3）白细胞分类计数（同脑脊液白细胞计数）。

【注意事项】

（1）采集标本前，应对其性质有所估计。漏出液不会发生凝固，渗出液则极易凝固，应加抗凝剂；或收集于加入抗凝剂和不加抗凝剂的两个标本瓶内，分别做细胞学检查和理化检查。

（2）应及时送检和检查，以免细胞被破坏或滋生细菌，影响检查结果。

附：浆膜腔穿刺液检查报告单

病人姓名：	住院号：	门诊号：	科别：
送检物：胸（腹）水　　临床诊断：			
检查目的：常规			
检查结果：外观　　　　；比重　　　　；Rivalta 试验　　　性 　　　　　细胞总数：　　　×10^6/L；白细胞数：　　　×10^6/L 　　　　　白细胞分类： 　　　　　多个核细胞：　　%；单个核细胞：　　　% 　　　　　蛋白总量：　　　g/L， 　　　　　LDH：　　　U/L 　　　　　ADA：　　　U/L			
报告人：		报告日期：	

九、精液检验

【要求】掌握检查内容及参考值，熟悉标本采集方法及注意事项，了解检查方法的进展。

【标本收集】手淫法或体外射精法收集标本。注意以下几点：

（1）集标本前，禁欲 3～7 天。

（2）可用避孕套收集精液，以防药物影响精子活力。最好以带盖的洁净玻璃瓶收集标本，瓶上标明采集时间。

（3）立即送检，注意保温（25～35 ℃），待精液液化后检查，并于 1 h 内检查完毕。

（4）一次收集全部精液，以便计量。

（一）一般性状检查

【试剂】精密 pH 试纸（pH 5.5～9.0）。

【器材】37 ℃恒温水浴箱、小量筒、竹签或滴管、计时器。

【操作】

（1）颜色与透明度观察。肉眼观察其色泽和透明度。正常为灰白或乳白色，半透明。若颜色异常，可以血性、脓性等描述。

（2）观察黏稠度。以竹签挑起和注射器抽取少量精液再排回原容器，以拉丝现象判定黏稠度。刚刚排出的精液呈胶冻状为正常。

（3）记录液化时间。将精液置于37 ℃水箱，于30 min、1 h及以后的每1 h（延续至24 h），观察，如果以竹签挑起精液，拉丝长度超过2 cm为液化不好。1 h内液化为正常，否则，为异常。24 h不液化则无须做显微镜检查，直接报告"24 h未液化"。

（4）精液量测定。精液液化后，以注射器或小量筒量取全部精液量。正常为2～6 mL。

（5）pH测定。以精密试纸测定，正常pH为7.2～7.8。

（二）显微镜检查

1. 直接涂片检查

【试剂】生理盐水。

【器材】显微镜、载玻片、盖片（18 mm×18 mm）、滴管等。

【操作】

（1）观察有无精子：取液化并混匀的精液1滴，置洁净玻片上，加盖片，以低倍镜观察有无精子，必要时改用高倍物镜确定。如查不到精子，则将其离心沉淀，取沉渣镜检，仍不见精子，报告无精子。

（2）精子活动力观察：依上法制片，观察精子活动情况，按WHO颁布标准报告。

A级：快速、直线运动的精子（大于25%）。

B级：缓慢或呆滞地前向运动。

C级：非前向运动。

D级：不动。

正常情况下，精液射出后置25～35 ℃，1 h内，A级精子大于25%，A、B两级精子总数大于50%。

（3）精子活动率观察：高倍镜下观察100个精子。精子活动率＝［活动精子数/（活动＋不活动精子数）］×100%。正常精子活动率大于50%。还可以5%伊红或20%台盼蓝染色观察，死精子头部着色，活精子头部不着色，此法较准确。

2. 精子计数

【原理】稀释液中的碳酸氢钠能降低精液的黏稠度,甲醛有固定精子的作用。精液被稀释 20 倍后混匀,同血细胞计数一样,以计数板计数精子,求得精子浓度和一次排出精子总数。

【试剂】精液稀释液:碳酸氢钠 5 g,40% 甲醛溶液 1 mL,加蒸馏水溶解并将总量加至 100 mL。

【器材】显微镜、血细胞计数板及专用盖玻片。

【操作】取 0.38 mL 精子稀释液加于试管中,加入已液化并混匀的精液 20 μL,混匀后,吸取 15 μL 左右,充入备妥的血细胞计数室。静置 3~5 min,以高倍镜计数红细胞计数用大方格中央及四角共 5 个中方格的精子数(N)。

计算:精子数 = $N \times 5 \times 10 \times 20 \times 10^6/L = N \times 10^9/L$。

正常精液精子数:$(20 \sim 200) \times 10^9/L$;一次排精子总数:$(40 \sim 60) \times 10^9/L$。

3. 精子形态观察

以液化后的精液涂制薄片,Wright 染色,油镜下观察精子形态。计数 100 个精子中异形者的个数。

正常精子形似蝌蚪,分头、体、尾三部分。头:椭圆形,长 50~60 μm,宽 3 μm;体部:长 7~8 μm;尾部:长 45 μm。头部:核染紫红色;体、尾部染淡蓝色。畸形精子有巨大头、圆头、尖头、双头;体部楔形;双尾、断尾、尾部蜷曲、绞缠等(图 5-6)。正常精液精子畸形率小于 30%。

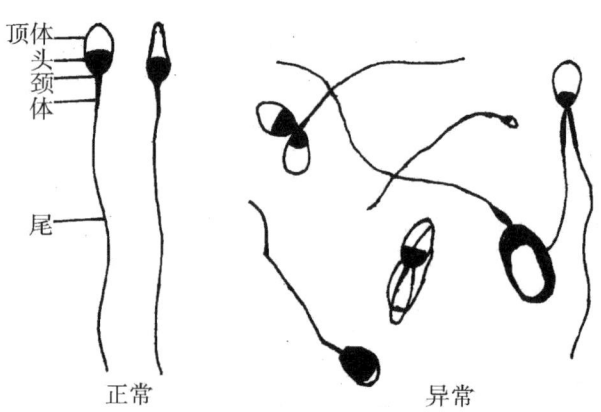

图 5-6 正常及异常精子形态

注意事项:
(1) 检查过程要在 25～35 ℃中进行。
(2) 精子计数以精子头的个数为准,观察精子运动以其尾部活动为准。
(3) 精子数小于 $10×10^9/L$ 的标本,应取离心后的沉渣涂片染色观察。
(4) 不能仅凭一次检查作结论,应间隔 1～2 周复查一次,以得出正确结论。

4. 精液细胞学检查

显微镜下直接观察精液涂片或在 Wright 染色后的精液涂片上观察红细胞、白细胞细胞成分,报告细胞数/HPF。注意将白细胞与精原细胞或精母细胞的区别。正常精液可有少量红、白细胞(小于 5 个/HPF)。

(三) 精浆果糖定量

【原理】精浆中的果糖(fructose)和间苯二酚在强酸环境中加热,发生红色反应。以标准液定量标本中的精浆果糖。

【试剂】
(1) 175 mmol/L 硫酸锌溶液。
(2) 0.6 mmol/L 氢氧化钡溶液。
(3) 9.08 mmol/L 间苯二酚(resorcinol,又称雷锁锌,1,3 二硝基酚,MW:110.11)乙醇溶液。
(4) 10 mmol/L 盐酸溶液。
(5) 0.25 mmol/L 果糖标准液:先以 16.38 mmol/L 苯甲酸(benzoic acid,又称安息香酸,MW:122.12)溶液配制 25 mmol/L 的果糖标准储存液。使用时,再将标准储存液以上列苯甲酸溶液做 100 倍稀释,即为 0.25 mmol/L 果糖标准应用液。

【器材】分光光度计。

【操作】
(1) 已液化的精液,离心,取上层(精浆)0.1 mL,加入 2.9 mL 蒸馏水混匀。
(2) 加入氢氧化钡溶液、硫酸锌溶液各 0.5 mL,混匀,静置 5 min,离心,取上清液,在 3 支试管上标出测定、标准、空白,按表 5-12 操作。

表 5-12 精浆果糖测定操作程序

试剂	测定	标准	空白
精浆（mL）	2.0	—	—
果糖标准液（mL）	—	2.0	—
蒸馏水（mL）	—	—	2.0
间苯二酚溶液（mL）	2.0	2.0	2.0
10 mmol/L 盐酸（mL）	6.0	6.0	6.0

混匀，90 ℃水浴 10 min，流水中冷却后，以分光光度计，用波长 490 nm，以空白管调"0"，测定标准管、测定管吸光度（分别为 $A_{测}$、$A_{标}$）。

计算：精浆果糖 = $\dfrac{A_{测}}{A_{标}} \times 10$ （mmol/L）

注：制备精浆液时，将精浆稀释 40 倍。标准液与测定液比较时，应将标准液浓度做换算：0.25 mmol/L × 40 倍 = 10 mmol/L。

正常精浆果糖含量为 9.11～17.67 mmol/L。

十、病例分析思考题

患者，男，55 岁。10 天前无明显诱因出现双下肢浮肿于当地医院就诊。无尿频、尿急、尿痛，无肉眼血尿、夜尿增多，无腰酸、腰痛，无胸闷和气喘，无颜面红斑、脱发及口腔溃疡，无皮肤瘀点瘀斑、关节痛、腹痛等不适。

实验室检查结果：白蛋白 30.0 g/L，肌酐 194 μmol/L，尿蛋白定性 3+，24 小时尿蛋白 2.94 g，糖化血红蛋白 10.40%。

既往史：糖尿病史 15 年，平素规律予"优泌乐"控制血糖，未规律监测血糖。高血压 10 余年，于当地医院诊断"高血压病 3 级（高危）"。否认病毒性肝炎、肺结核病史。

给予减少尿蛋白等治疗后，仍反复泡沫尿。

（1）请对该患者作出初步诊断，依据是什么？

由于反复泡沫尿,遂到上一级医院就诊。

查体:T 36.6 ℃,P 73 次/分,R 20 次/分,BP 162/83 mmHg。神志清醒,慢性病面容。全身浅表淋巴结未触及。未见皮疹、黄染及出血点,未见脱屑、紫癜、肝掌和蜘蛛痣。颈软,双肺呼吸音清,未闻及干、湿啰音。心率 73 次/分,律齐,各瓣膜听诊区未闻及病理性杂音。腹部平坦,腹软,全腹无压痛及反跳痛,肝脾未触及,双肾区未及叩痛。

实验室检查结果:血常规:RBC 3.38×10^{12}/L,HCT 0.309 L/L,MCV 91.2 fL、MCH 31.3 pg,MCHC 343 g/L,HGB 106 g/L,WBC 3.84×10^9/L,NE% 76.1%、LYM% 13.3%,PLT 88×10^9/L;生化检查:GLU 24.04 mmol/L,ALB 26.3 g/L,UREA 30.86 mmol/L,CREA 299 μmol/L,UA 586 μmol/L,GFR 19.33 mL/min,CYSC 3.44 mg/L;凝血全套:D-二聚体 3.05 mg/L,其余项未见异常;尿液分析:MA(尿微量白蛋白)20953.00 mg/L(参考区间 0~19 mg/L),ACR(尿微量白蛋白/尿肌酐)4143.24 mg/g(参考区间 0~300 mg/g);PRO(2+),RBC 1936.40 /μL,WBC 325.70 /μL。

(2)请作出疾病诊断,依据是什么?

(3)鉴别诊断疾病有哪些?还需做哪些检查?

下面是本章案例分析及答案。

本章案例分析及答案二维码

第六章 临床免疫与生化检测

一、临床案例

患者，男，60岁。口干、多饮、多尿4年，双下肢水肿半年。患者诉4年前无明显诱因出现口干、多饮、多尿症状，每日饮水量2000～2500 mL左右，饮水量与尿量基本相当，曾至医院就诊，查"空腹血糖7.5 mmol/L"，长期口服"二甲双胍片1片bid"治疗，自我监测空腹血糖在6～8 mmol/L之间波动，餐后血糖未系统监测。近半年以来，患者逐渐出现双下肢水肿，伴有夜尿增多，解泡沫尿，偶有头晕、右上臂肌肉麻痛，无头痛、视物模糊，无尿量减少、心悸、胸闷、胸痛和活动后气促，为进一步诊疗来我院就诊。起病以来，无发热、咳嗽、咳痰，无腹痛、腹胀，无恶心、呕吐，无间歇性跛行，精神、睡眠、胃纳尚可，大便正常，小便如上述，体重无明显减轻。

查体：T 36.5 ℃，P 83次/分，R 20次/分，BP 153/91 mmHg。神志清楚，体检合作。体型肥胖，无满月脸、水牛背，无肢端肥大，浅表淋巴结未触及肿大。双肺呼吸音清，未闻及干、湿啰音。双下肢轻度浮肿，双侧足背动脉搏动尚可。

实验室检查结果：空腹血糖7.10 mmol/L，餐后2 h血糖13.70 mmol/L；甘油三酯3.63 mmol/L，总胆固醇5.19 mmol/L；凝血功能、电解质、肝肾功能、心肌酶、ASO、CRP、艾丙梅三项、乙肝五项、糖尿病免疫三项、糖化血红蛋白等检查未见异常；空腹C-肽0.917 nmol/L，餐后2小时C-肽4.330 nmol/L；尿微量白蛋白/尿肌酐47.6 mg/g，尿微量白蛋白107.0 mg/L，24 h尿微量白蛋白118.40 mg，24 h尿总蛋白268.80 mg。（参考范围：空腹血糖3.9～6.1 mmol/L，甘油三酯0～1.7 mmol/L，总胆固醇0～5.18 mmol/L，尿微量白蛋白/尿肌酐<30 mg/g，尿微量白蛋白0～30 mg/L，24 h尿微量白蛋白0～30 mg，24 h尿总蛋白0～150 mg）

肌电图：所查四肢周围神经远端感觉受累。

彩超检查腹部（肝胆胰脾）：脂肪肝。

彩超检查颈部血管（颈动脉）：双侧颈动脉、右侧锁骨下动脉内中膜不均增厚伴斑块，右侧椎动脉走行变异。

（1）请分析患者实验室检查结果，结合病史和辅助检查结果作出初步诊断。

（2）为确定疾病分型诊断，可以做哪些实验室检查？

（3）患者应定期监测哪些指标？

二、血糖测定

【要求】了解临床常用的血糖快速检测方法、原理和注意事项，掌握结果判断方法与临床意义。

【原理】葡萄糖氧化酶干化学比色法。血糖试带上的葡萄糖氧化酶将样本中葡萄糖氧化成葡萄糖酸内酯和过氧化氢，过氧化氢在过氧化氢酶的作用下，将无色的还原型色素氧化成为蓝色的氧化型色素，其颜色深浅与葡萄糖浓度成正比。将试带放入血糖快速检测仪的测试架上进行光电扫描，仪器根据反射光的强弱求出血液中葡萄糖的浓度。

【操作】按照仪器说明书操作。

大体程序为：

开机→插入测试带→采血滴血→读数。

【注意事项】

（1）保证试带未过期、变质。

（2）干电池电压充足，如不足，会使测定结果偏低。

（3）还原性物质的干扰，维生素 C 会使血糖的测定结果偏低。

（4）标本种类与血滴大小的影响，血浆或血清比全血测定结果高 11%，末梢血较静脉血要高。血滴小，结果偏低；血滴大，在血液向试带外侧扩散的同时，测试区的有效成分也向外扩散使测定结果偏低。要求反应血量为 15～20 μL，如果发现血量不足，不能再补加血液，应换新试带重做。

（5）仪器测定范围：不同型号的仪器其测定范围稍有不同，如 Accu-trend^R alpha 为 1.1～27.8 mmol/L，而 Supreme Plus 为 2～25 mmol/L，

低于测定范围仪器提示为 L_0，高于测定范围提示为 H_1。

（6）本项目只适用于已经确诊病例的动态观察，经美国糖尿病协会进行文献检索（循证医学研究），目前尚无证据表明任何手提血糖仪（即快速血糖仪）可以用于糖尿病的诊断与筛查。

【报告方式】血糖：mmol/L。

【血糖参考区间】3.8～6.1 mmol/L。

三、尿液 hCG 检测

【要求】了解临床常用的尿液人绒毛膜促进腺激素（hCG）快速检测方法、原理和注意事项，掌握结果判断方法与临床意义。

【方法】金标试带（免疫胶体金）法。

【原理】本试带为一层析膜条，由保护膜、玻璃纤维膜和硝酸纤维素膜三层组成。在中层的玻璃纤维膜靠下端包被上胶体金标记的 hCG 单克隆抗体；在下层的硝酸纤维膜上端"检测线"包被另一 hCG 单抗，在"对照线"包被羊抗鼠 IgG 抗体。试验时，将层析膜条的下端浸入尿液内，尿液中的 hCG 与金标 HCG 抗体结合形成免疫复合物。随着层析作用，免疫复合物沿膜条向前移动，至"检测线"时，与包被的抗 hCG 抗体结合而聚集显色；未与 hCG 结合的金标 hCG 抗体，则在"对照线"被抗鼠抗体捕捉而聚集显色。

【试剂】市售成品试纸条。

【标本】新鲜尿液。

【操作】将金标试纸条按标志线浸入尿液中，5 s 后取出试纸，平放在桌台上。2 min 后，观察试纸上对照线、检测线位置是否显红色。

【结果判断】

（1）对照线、检测线均显红线为阳性。

（2）对照线显红线，检测线无红线为阴性。

（3）对照线不显红线说明试纸失效。

【注意事项】

（1）试纸均为一次性使用，不可重复使用。不得以不洁容器接送标本。

（2）试纸应保存在室温环境，不可冷藏。

(3) 相关恶性肿瘤的诊断、疗效观察、宫外孕、死胎、流产等的诊断可同前述方法做尿液稀释、浓集试验。但对怀疑上述疾病者最好应用放射免疫法或酶免疫法直接测定血液 hCG 水平，以防止漏检。

四、心肌损伤标志物检测

【要求】 了解临床常用的心肌损伤标志物的快速检测方法、原理和注意事项，掌握结果判断方法与临床意义。

1. 血清肌红蛋白检测（免疫胶体金法）

【原理】 免疫胶体金试带是以胶体金作为指示标记，采用双抗体夹心法原理制成检测条或检测卡。检测时样本首先与金胶体混合，如检测样本中含有肌红蛋白（myoglobin，Mb），则先与金胶体上的 Mb 抗体结合，在毛细引力作用下，样本和金胶体混合物一起流向膜区，并与固定在膜上相应位置的抗 Mb 抗体形成抗体-抗原-抗体夹心，而使反应区显现深红色反应线。包被膜上还包被有一条质控线（抗 Mb 抗体免疫球蛋白）作为对照。如样品中含有 Mb，试带上可出现一条红色质控线和一条反应线；如不含 Mb，则仅在质控线位置出现一条红线（由抗 Mb 抗体免疫球蛋白与 Mb 抗体反应形成）。

【器材、试剂】

(1) Mb 快速检测板（附说明书）。

(2) 静脉采血及消毒用具。

(3) 试管、滴管、离心机等。

【操作】

(1) 采血。常规消毒后，采集静脉血 2 mL 于洁净干燥的试管中，离心分离出血清样本。如不能及时检测，样本可置 4 ℃ 冰箱保存 3 天，检测前样本应平衡至室温。

(2) 准备试剂。撕开包装袋，取出检测板水平放置于实验台上。

(3) 用滴管吸取血清样本 2～3 滴（50～80 μL），慢慢加入样本孔中。

(4) 10～20 min 内观察实验结果。

【结果判断】 按图示（图 6-1）判断检测结果。

(1) 阴性：仅出现一条红线（质控线）。

（2）阳性：出现两条红线（质控线和反应线）。

（3）无效：若无红线出现或只有反应线出现，表明实验无效或试剂失效，需更换检测卡重新检测。

（4）20 min 后出现结果无临床意义。

（5）在室温 15～30 ℃下读取测试结果。如室温远远低于 15 ℃，将使准确率降低。

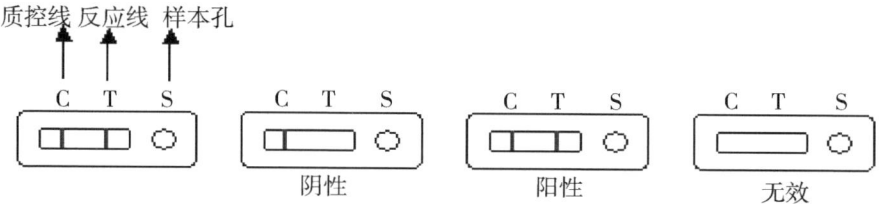

图 6-1　免疫胶体金法 Mb 测定结果判断

【血清肌红蛋白参考区间】Mb≤75 μg/L。

2. 肌钙蛋白 T（cTnT）快速测定

【原理】双抗夹心法。

【标本】EDTA-Na_2 抗凝静脉血。

【试剂】

（1）箔袋内装：干燥剂；0.23 μg 生物素连接抗 cTnT 抗体（小鼠单克隆抗体）；0.17 μg 金标记抗 cTnT 抗体（小鼠单克隆抗体），2.3 mg 缓冲液及其他。

（2）cTnT 检测卡。封闭试剂袋于 2～8 ℃存于有效期止；于 15～25 ℃存 4 周。

（3）含 EDTA-Na_2 抗凝剂的真空采血管、采血器及静脉采血用具。

【操作】

（1）静脉采血，EDTA-Na_2 抗凝。

（2）打开箔袋，抽出快检器，将其一半插入 cTnT 卡片上的塑料袋中。

（3）准确吸取抗凝静脉血 150 μL，轻轻注入样品池中。

（4）将快检器完全插入袋内，从卡片上方撕下胶带，将口封住。

（5）在卡片上记录开始时间，如果 cTnT 含量高，几分钟后就会在读数窗上看见一条线；如果 cTnT 低，20 min 后也无线出现，阳性结果要马上读出。

（6）20～45 min 读结果，注意光线均匀明亮，45 min 以后读结果无效。

【结果判断】读数窗上两条线表明 cTnT≥0.2 ng/mL；即使实验线很弱也是阳性结果；一条线表明 cTnT<0.2 ng/mL；无线表明实验失败。由于 cTnT 浓度不同，对照线与实验线在颜色的深度上可以有很大的区别，在出现时间（20 min）上也有很大区别，实验线可稳定存在 45 min。45 min 后红线会褪色。

【结果分析】无心肌梗死者 cTnT<0.2 ng/mL；有心肌梗死者，胸痛 3～10 h，血中 cTnT>0.2 ng/mL。

【注意事项】

（1）不能使用枸橼酸钠抗凝血，收集管内不能含有凝胶。

（2）试剂开封后 15 min 使用。

（3）样本存于室温可保存 8 h，不要冰箱冷藏或冷冻。

（4）用前轻轻倒置试管几次，使红细胞均匀悬浮。

（5）血样过多或过少都会影响结果，向样本池中释放血液时不宜过分用力，否则会引起血液溅出或溶血。

3. 肌钙蛋白 I（cTnI）一步法检测

【原理】采用基因工程技术和现代免疫学技术，克隆并纯化了肌钙蛋白 T，然后制备了其单克隆与多克隆抗体，应用双抗体夹心一步法原理，以胶体金作为指示标记，交联抗肌钙蛋白 T 单克隆抗体，以相对应的多克隆抗体作为捕获抗体，与血液中的肌钙蛋白 T 结合并显色。测试时，样本向检测区及质控区移动，如果样品中含有肌钙蛋白 T，它就会和试剂中的金标抗体组成抗原抗体复合物，再和检测区中的相对应的多克隆抗体形成紫红色的色带。如果样品中肌钙蛋白 T 水平低于最低检测限，检测区中就不会有色带出现。在任何情况下，质控区色带都应出现。质控区色带的出现表明反应系统有效。

【试剂】测试条、测试卡。

【操作】

（1）加样。常规消毒后，指尖采血 3～4 滴（120～140 μL）加在试条的吸液端。或静脉采血分析等量血清用于检测。若采用试卡检测，则将患者的血液（全血或血清）3~4滴加在试卡的圆洞内，于观察窗内判读结果。

（2）结果判读。全血法在 15 min 内，血清法在 10 min 内即可产生阳性反应。即时观察。①如在试条的显示段或试卡的观察窗内出现一条红线即为对照线，说明试条性能良好，结果阴性。②如果出现二条红线，表示受试者的 cTnI 超过 3 ng/mL，即为阳性。血液中 cTnI 含量越高，测试线显色越快，而且颜色越深；cTnI 含量越低，测试线显色越慢，而且颜色越淡，远没有对照线那么明显。③3 ng/mL 是 cTnI 含量的阈值，当受试者 cTnI 含量低于这个值时，应该没有测试线出现，当受试者 cTnI 含量略高于这个值时，测试线显现出来较慢，而且是很淡的一条线。有时室温较低时，需 15~20 min 才会显示。检验人员应在光线明亮的地方仔细观察测试线的出现（有时试条在某个角度观察测试线比较明显）。

4. 心肌梗死三合一快速检测卡（cTnI，CK-MB，Myo）

【原理】免疫胶体金法。共有 4 条紫色反应线：一条线为对照线；另外 3 条线为样品反应线（阳性线），分别代表"cTnI"、肌酸激酶同工酶（CK-MB）、肌酸激酶同工酶（Myo）。

【器材、试剂】静脉采血用具、试管、滴管、离心机、心肌梗死三合一快速检测卡。

【操作】

（1）采血：抽取病人静脉血 2 mL，离心后取得血清，3 h 内完成测试。

（2）将待测标本取出并放置于一干净平面。

（3）取血清 2~3 滴滴加在试板的圆洞内，15~20 min 内在观察窗观察结果。

【结果判断】

（1）出现 4 条紫色线（对照线及其他 3 条样品反应线），结果为阳性。

（2）仅有一条对照线为阴性。

（3）没有任何线出现结果为无效。

（4）如其中一条线在 20 min 后才出现，表明该成分含量偏低。

【注意事项】

（1）检测时禁止吃东西或吸烟，并戴手套，取后洗手。

(2) 防止桌面摇晃、振动。

(3) 如检测卡密封袋有破损则不能使用。

(4) 试剂贮存条件及有效期为干燥 4～30 ℃，在 18 个月内使用。

5. 心肌损伤蛋白（标志物）检测的临床应用评价

肌钙蛋白是横纹肌的结构蛋白，存在于肌原纤维的细丝中，细丝中包含有 3 种蛋白，即肌钙蛋白复合物、肌动蛋白和原肌球蛋白。肌钙蛋白复合物由 3 种不同基因控制的亚单位组成：肌钙蛋白 C（cTnC）、肌钙蛋白 I（cTnI）和肌钙蛋白 T（cTnT）。通过影响钙的代谢对肌肉收缩起重要作用。在心肌细胞受损后，cTnT 便释放出来，因此测定血中 cTnT 浓度便可了解心肌受损的程度。一般认为，cTnI 为最佳试验，对急性心肌梗死具有独特的诊断价值；cTnT 的特异性低于 cTnI，在肾衰时该指标也会增高。肌红蛋（Myo）白测定可提高急性心肌梗死的检测灵敏度，但特异性低。循证医学研究结果也不支持将 Myo 作为心肌损伤的早期标志物。

五、甲胎蛋白检测（免疫胶体金法）

【原理】甲胎蛋白（AFP）是一种由胚胎细胞和卵黄囊产生的胎儿所特有的蛋白质，正常成人血清中 AFP 含量极微（<25 μg/L），但当肝细胞恶变时可大大升高（>400 μg/L）。因此检测血清中 AFP 含量有利于早期发现原发性肝癌。免疫胶体金试带是以胶体金作为指示标记，采用双抗体夹心法原理制成检测条或检测卡。检测时样本首先与金胶体混合，如检测样本中含有 AFP，则先与金胶体上的 AFP 抗体结合，在毛细引力作用下，样本和金胶体混合物一起流向膜区，并与固定在膜上相应位置的 AFP 抗体形成抗体-抗原-抗体夹心，而使反应区显现深红色反应线。包被膜上还包被有一条质控线作为对照，如样品中 AFP 含量 >25 μg/L，试带上可出现一条红色质控线和一条反应线；如 AFP <25 μg/L，则仅在质控线位置出现一条红线。

【器材、试剂】

(1) AFP 快速检测板（附说明书）。

(2) 静脉采血及消毒用具。

(3) 试管、滴管、离心机等。

【操作】

（1）采血。常规消毒后，采集静脉血 2 mL 于洁净干燥的试管中，离心分离出血清样本。如不能及时检测，样本可置 4 ℃冰箱保存 3 天，检测前样本应平衡至室温。

（2）准备试剂。撕开包装袋，取出 AFP 检测板水平放置于实验台上。

（3）用滴管吸取血清样本 2 ~ 3 滴（50 ~ 80 μL），慢慢加入样本孔中。

（4）10 ~ 20 min 内观察实验结果。

【结果判断】按图示（图 6-2）判断检测结果。

（1）阴性：仅出现一条红线（质控线），则 AFP 含量 < 25 μg/L。

（2）阳性：出现两条红线（质控线和反应线），则 AFP 含量 > 25 ng/mL。

（3）无效：若无红线出现或只有反应线出现，则表明实验无效或试剂失效，需更换检测卡重新检测。

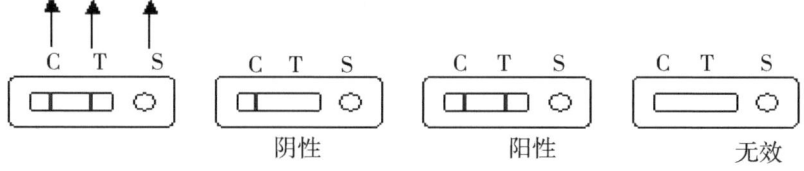

图 6-2　免疫胶体金法 AFP 测定结果判断

【注意事项】

（1）本试验仅为定性检测。通常用于肝癌普查或乙型肝炎及甲型肝炎患者的随访或筛查。

（2）检测结果如为阳性，表明样品中 AFP 含量大于 25 μg/L，应进一步做定量检测。

（3）4 ℃冰箱中保存的检测板检测前应平衡至室温后再开包使用，否则会影响检测结果。

（4）检测板要妥善保管。一般于 4 ~ 28 ℃阴凉干燥处、避光保存。铝箔复合物包装袋破损或检测板受潮则不能使用。

（5）在试剂标注的有效期内使用。

六、梅毒血清学检查

【要求】熟悉不加热血清反应素试验（USR）和快速血浆反应素环状卡片试验（RPR）的原理、方法，掌握梅毒血清学检查的临床意义。

1. **不加热血清反应素试验（USR）**

【原理】性病研究实验室试验（VDRL）与 USR 及 RPR 同属于检测非特异性抗体（反应素）的试验，使用类脂质抗原。USR 采用的是经过改良的 VDRL 抗原。将该抗原用稀释液稀释后离心沉淀，向沉淀中加入 EDTA–Na_2 可保护其抗原性，再加入氯化胆碱可起灭活补体作用，因此待检血清不必加热灭活就可与抗原悬液发生相应的抗原抗体反应。

【器材】玻片，试管，显微镜。

【试剂】USR 抗原，生理盐水。

【操作】

（1）玻片定性试验：吸取待检血清（不必灭活）0.05 mL，加于玻片上的圆圈内，并分散到整个圆圈。再加 1 滴抗原悬液于血清中，混匀震荡 4 min，观察结果。先用肉眼，再用显微镜在低倍镜下观察抗原颗粒或凝集沉淀。

结果判断：

–：颗粒细小，分布均匀。

±：颗粒分布不规则，或为细小的粗糙物，为可疑反应。

1+：在显微镜下可见小块状物，均匀分布，为弱阳性。

2+：肉眼可见小块状物，在显微镜下可见较大的块状物，悬液清亮。

3+～4+：肉眼可见大的或较大的块状物。

（2）玻片半定量试验：玻片定性试验阳性者，可做半定量试验，以利于进一步确诊。用生理盐水将待检血清做倍比稀释，即原血清、1∶2、1∶4、1∶8、1∶16、1∶32。各取 0.05 mL 加于玻片上的圆圈内，按玻片定性试验的方法操作和判定结果。

2. **快速血浆反应素环状卡片试验（RPR）**

【原理】此法原理与 USR 基本相同，区别是其抗原不是吸附在胶乳上，而是吸附在活性炭颗粒上，试验在卡片的圈内进行，黑色反应产物与白色背景对比，使结果易判断。

【器材】RPR 卡片，滴管。

【试剂】RPR 抗原，生理盐水。

【操作】取待检血清 50 μL，加入卡片上圆圈内，并分散到整个圆圈。再加 1 滴 RPR 抗原悬液于血清中。旋转摇动 8 min（约 100 r/min），立即用肉眼观察结果。

【结果判断】阴性标本不凝集。根据颗粒或絮片的有无或大小，记录结果 – 或 1＋～4＋。如有需要，阳性标本也可作 1∶2～1∶32 稀释后，做半定量试验。

【注意事项】

（1）检测反应素的试验受温度的影响，温度过高反应增强，反之灵敏度降低。

（2）应注意同时检测阴性和阳性对照，在对照结果正确时再观察待检血清的结果。

（3）目前已经有市售产品用金标法试纸检测梅毒抗体，方法简单、快速。

【参考区间】阴性。

七、风湿三项检测

1. 抗链球菌溶血素"O"测定

【要求】熟悉抗链球菌溶血素"O"（antistreptolysin "O"，ASO、ASLO 或 ASTO）的测定原理，掌握 ASO 测定参考值，了解注意事项。

【方法】胶乳凝集法。

【原理】生长中的 A 族溶血性链球菌可产生多种酶和毒素，链球菌溶血素"O"（streptolysin "O"，SLO）即其中的一种似酶毒素。SLO 抗原性很强，85%～90% 的病人感染该菌后 1 周内即产生 SLO 抗体——ASO，4～6 周达高峰，病愈后其异常可持续 6～12 个月或更久。在 A 族溶血性链球菌的代谢产物及其反应产物测定方法中，ASO 最为便捷因而被临床广泛应用。SLO 和 ASO 是相对应的溶解性抗原、抗体，其免疫复合物亦是溶解状态的，肉眼看不见。以碳化二亚胺（carbodiimide）将 SLO 交联到聚苯乙烯胶乳上（称 ASO 胶乳试剂），加入经过中和反应的病人血清和 SLO 混合液中，若仍有游离 ASO，则出现肉眼可见的凝集，即为阳性。

【器材】

(1) 静脉采血用具。

(2) 8 mm×75 mm 及 12 mm×100 mm 洁净干燥试管各一支。

(3) 离心机、恒温水浴箱、计时表。

(4) 50 μL 定量移液管及加样器。

(5) 胶乳凝集反应板(背面涂黑、正面有方格分区的玻璃板)。

【试剂】(已有商品供应)

(1) ASO 胶乳试剂。

(2) 每毫升 2.5 结合单位的 SLO。

(3) 阳性和阴性控制血清(已灭活)。

(4) 生理盐水。

【操作】

(1) 被测血清以生理盐水作 1∶50 和 1∶100 倍稀释,并加热至 56 ℃ 且保持 30 min 灭活。

(2) 在反应板方格内分别滴加稀释灭活血清、阳性控制血清、阴性控制血清各 50 μL(或 1 滴),各加每毫升 2.5 结合单位的 SLO 50 μL(或 1 滴),轻摇 2~3 min,使其充分混合。

(3) 滴加 ASO 胶乳试剂 50 μL(或 1 滴)轻摇 8 min。

【结果判断】

(1) 1∶50 倍稀释的血清不产生凝集为阴性,相当于试管法 ASO≤250 单位/mL。

(2) 出现凝集者为阳性,相当于试管法 ASO≥500 单位/mL(ASO=333 单位/mL 者亦可为阳性)。

(3) 1∶100 倍稀释血清出现清晰凝集者,为强阳性,相当于试管法 ASO≥833 单位/mL。

【注意事项】

(1) ASO 胶乳试剂应置 2~8 ℃ 保存,不可冻存。使用前要平衡至室温,摇匀后使用。

(2) 按说明书操作及判定结果,延时后出现的凝集不作为阳性结果。阳性控制血清出现凝集的时限也应在说明书给定的时间内,不可将阳性控制血清出现凝集的时间定为判定结果的时限。

(3) 操作应在一般含义下的"室温"进行,如果环境温度低于 10 ℃

或高于 35 ℃，则应将判定结果的时间在说明书给定的时间上对应地延长或缩短 2 min。

(4) 加入的待测血清、各种试剂一定要等比例，最好用 50 μL 定量管加入；若使用非定量管，一定要事先固定好滴加角度及滴管口径。

(5) 标本污染细菌、含类风湿因子及其他血液成分改变，不干扰本试验。

【ASO 参考区间】正常人血清 ASO 为阴性。

2. 类风湿因子（RF）测定

【要求】熟悉类风湿因子测定原理，掌握类风湿因子测定参考值，了解注意事项。

【原理】在大约 71% 类风湿病人的血液中或关节腔等体液中，有分子量约 100 万、19 s 的 IgM（亦可以是 IgG、IgA、IgD、IgE 类），它能与聚合状态 IgG 或热变性 IgG 的 Fc 段的某些区间发生组合，但不和正常 IgG 发生反应，称其为类风湿因子（rheumatoid factor，RF）。RF、变性 IgG、聚合状态 IgG 均属溶解状态抗原、抗体，其免疫复合物肉眼看不见，故将变性 IgG 吸附于聚苯乙烯胶乳颗粒表面，变为颗粒性抗原，或将变性 IgG 包被于聚苯乙烯微量反应板的孔内作为固相进行胶乳凝集试验或双抗原夹心酶联免疫吸附试验；亦可将变性 IgG 吸附于 RBC 表面行血凝试验或以比浊仪行速率比浊法测定 RF。以上列试验诊断类风湿病。

【方法】胶乳凝集试验。该试验又分玻片法和试管法。临床实验室常用玻片法。

【器材】

(1) 采血、分离血清用品见 ASO 测定。

(2) 0.05 mL、1 mL 刻度吸管。

(3) 定量滴管或加样器。

(4) 反应板（背面涂黑，正面方格分区）。

(5) 搅拌混匀用玻棒。

【试剂】

(1) 1% 聚苯乙烯胶乳 RF 测定试剂（有商品供应）。

(2) 甘氨酸缓冲盐水（glycine buffer saline，GBS）：甘氨酸 7.507 g、氯化钠 8.5 g、蒸馏水加至 1 L，以 1 mmol/L NaOH 调 pH 至 8.2（约需 1.8～2 mL），并在 2～8 ℃ 环境中保存。

(3) 0.3 g/L 牛血清白蛋白 GBS 液：30 mg 牛血清白蛋白溶于 GBS 100 mL 中。

(4) RF 阳性、阴性对照血清。

【操作】

(1) 待测血清（有人主张先行 56 ℃，30 min 灭活 C1q，以阻止产生假阳性），以 GBS 做 1∶20 稀释。

(2) 在反应板的 3 个方格内分别滴加已经稀释的待测血清、阳性对照和阴性对照，每个方格 1 滴（或以定量滴管取 50 μL）。将 RF 测定用胶乳试剂混匀，加于上列 3 个方格内，每格 1 滴（约 50 μL）。

(3) 立即以玻棒将其混匀，轻轻摇动后，3 min 内观察结果。

【结果判断】发生肉眼可见凝集者，为阳性。

如阳性、阴性对照反应正常，可观察 1∶20 待测标本，如为阳性结果，则行 1∶40、1∶80、1∶160 倍稀释后重复上列实验过程。

【注意事项】

(1) 血清与胶乳试剂混合后，必须在 3 min 内判定结果。3 min 后出现凝集者，不可判为阳性。如果 1∶20 稀释血清 3 min 内无凝集，是阴性结果；若出现凝集则按上述稀释后重新做实验。以最高稀释倍数出现凝集者报告阳性滴定。

(2) 胶乳凝集试验是测定 RF 的一种快捷敏感的方法，但干扰因素颇多，如胶乳试剂的质量、pH 等。因此胶乳试剂不可冻存，以防止发生自凝；温度亦很重要，试剂使用前应移至室温或 37 ℃ 水箱内平衡 30 min。

(3) 部分健康人可出现 1∶20 阳性的结果，特别是 65 岁以上者，阳性比例更大。一些自家免疫性疾病常常呈现阳性结果，但其滴度不会很高，所以有人主张以 1∶80 作为有诊断意义的界限值。

【参考区间】正常人为 1∶20 阴性，1∶20 阳性者为可疑，1∶80 阳性者对诊断类风湿病有临床意义。

3. **C-反应蛋白（CRP）测定**

【方法】胶乳凝集试验。

【原理】CRP 试剂是包被抗人 CRP 特异血清的 γ 球蛋白胶乳颗粒，当标本中有 CRP 存在时，可与试剂发生凝集反应，说明血清中含有 CRP 的量大于或等于 6 mg/L，标本不用予稀释。

【试剂】

试剂1（白瓶）：胶乳试剂（含0.1%叠氮钠）。

试剂2（红瓶）：阳性质控液（含0.1%叠氮钠）。

试剂3（蓝瓶）：阴性质控液（含0.1%叠氮钠）。

【操作】

（1）首先将胶乳试剂盒恢复到室温。

（2）摇匀试剂1，使胶乳颗粒分散均匀。

（3）检查阴阳性质控液。

（4）滴加一滴（50 μL）血清于反应板的圆圈内。

（5）在血清上滴加一滴（50 μL）试剂1。

（6）混匀。在振荡器上连续混匀2 min（80～100 r/min）。

【结果判定】有凝集现象的说明血清中CRP含量大于或等于6 mg/L，无凝集现象的说明血清中CRP含量低于6 mg/L。

【注意事项】

（1）试剂保存同ASO及RF试剂盒。

（2）标本不用予稀释，如果强阳性，可用生理盐水做相应的稀释。

【CRP参考区间】正常人CRP为阴性。

八、病例分析思考题

患者，女，17岁，于10天前无明显诱因出现四肢关节疼痛，先以腕关节及近端指间关节疼痛，后出现下膝关节及踝关节疼痛，晨起后疼痛比夜间明显，四肢关节未见红肿、硬结及色素沉着。7天前患者出现发热，一般在下午17：00及夜间24：00出现高热39 ℃，同时伴有咳嗽、咳痰，咳白色黏痰不易咳出，无鼻塞、流涕、咽痛，无头晕、头痛，无腹胀、腹泻等不适。患者自行在当地诊所就诊，自服"罗红霉素、抗病毒口服液、退热药（具体不详）"后症状未见好转。以"发热查因"收入我院呼吸科。患者否认药物、食物过敏史。

查体：T 36.5 ℃，P 91次/分，R 20次/分，BP 102/72 mmHg。神志清楚。颜面部红斑，双侧腋窝淋巴结肿大。双肺呼吸音清，未闻及湿性啰音。心脏各瓣膜听诊区未闻及杂音。腹平软，全腹无压痛及反跳痛，肝、脾肋下未触及，肝区及双肾区无叩击痛，移动性浊音阴性，肠鸣音5次/分。腕关节及近端指间关节疼痛，双膝关节及踝关节疼痛。

实验室检查结果：WBC 1.39×10^9/L、NE# 0.90×10^9/L、LYM# 0.40×10^9/L、MO# 0.05×10^9/L、RBC 3.44×10^{12}/L、LGL% 1%、HGB 94 g/L、HCT 29.1%、RDW – CV 15.1%、PLT 127×10^9/L；红细胞沉降率测定（ESR）36.0 mm/h，超敏 C 反应蛋白 2.80 mg/L。急诊生化全套：钙 1.96 mmol/L，尿酸 371 μmol/L，乳酸脱氢酶 410 U/L，丙氨酸氨基转移酶 68 U/L，天冬氨酸氨基转移酶 85 U/L，白蛋白 24.2 g/l，甘油三酯 4.16 mmol/L、高密度脂蛋白胆固醇 0.30 mmol/L。尿液分析：白细胞（+），隐血（3+），蛋白质（3+），抗坏血酸（2+），红细胞 63 个/μL，白细胞 21 个/μL。24 小时尿蛋白检测：微量蛋白定量 1284.1 mg/24 h、微量白蛋白 475.0 mg/24h。血气分析：酸碱度 7.480、二氧化碳分压 4.01 kPa、氧分压 17.74 kPa、总二氧化碳 22.8 mmol/L。降钙素原检测：0.364 ng/mL。纤维蛋白（原）降解产物两项/凝血四项：纤维蛋白原定量 1.34 g/L、FDP 定量 10.6 μg/mL、D – dimer 定量 3.81 mg/L FEU。ANCA 及靶抗原（PR3/MPO）：抗中性粒细胞胞浆抗体#阳性（+）；抗核抗体谱：核均质型 1：1000#阳性（+）、抗核小体抗体#阳性（+）、抗双链 DNA 抗体#阳性（+）、抗 SSA 抗体#阳性（+）、抗 Ro – 52 抗体#阳性（+）。血栓疾病筛查：抗 β2 – 糖蛋白 阴性（-）S/CO、抗心磷脂抗体 阴性（-）S/CO。补体两项：补体 C3 0.25 g/L、补体 C4 0.02 g/L。螺旋 CT 胸部平扫：双肺上叶少许片絮状、结节状磨玻璃密度灶，考虑炎症，左肺下叶少许纤维灶，双侧腋窝多发增大淋巴结。

（1）试分析检验结果并作出疾病诊断。

（2）应作哪些鉴别诊断？还需要做哪些检查？

下面是本章案例分析及答案。

本章案例分析及答案二维码